AF467414

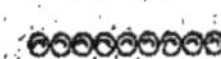
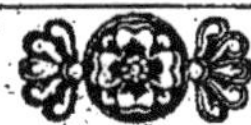
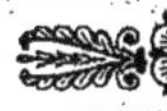

HYGIÈNE OCULAIRE.

FLUIDE

PHILOPTIQUE

contre

La Faiblesse de la Vue

ET POUR LA CONSERVER EN BON ÉTAT

JUSQU'A UNE EXTRÊME VIEILLESSE;

PAR

Le Docteur LUSARDI,

Médecin-Oculiste, Docteur en Chirurgie de la Faculté de Montpellier, de Barcelone, de Duisbourg, de Maëstrich; Membre des Académies de Madrid, de Barcelone; Correspondant des Sociétés de Médecine de Douai, d'Evreux, du Mans, de Tours et autres Sociétés médico-chirurgicales; Oculiste honoraire de S. M. l'Archiduchesse Impériale MARIE-LOUISE, Duchesse de Parme, etc. etc.

Prix : 2 f. 50 c.

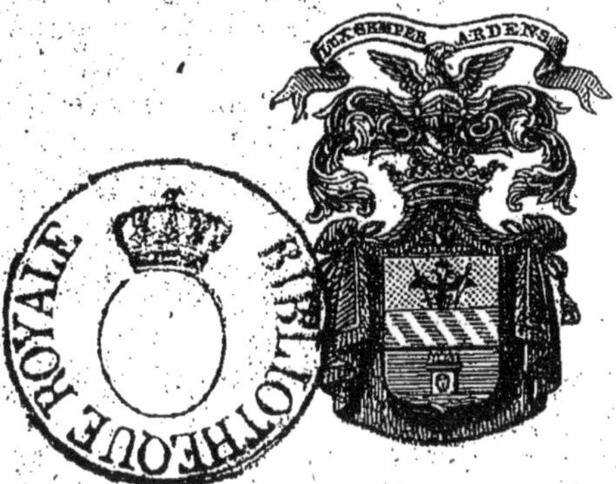

A PARIS,

CHEZ L'AUTEUR, RUE ST-LAZARE, N° 130, ET CHEZ BAILLÈRE, LIBRAIRE, RUE DE L'ÉCOLE DE MÉDECINE.

1831.

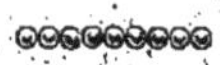
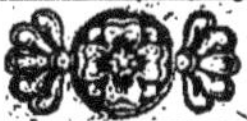
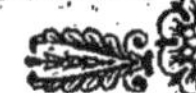

INTRODUCTION.

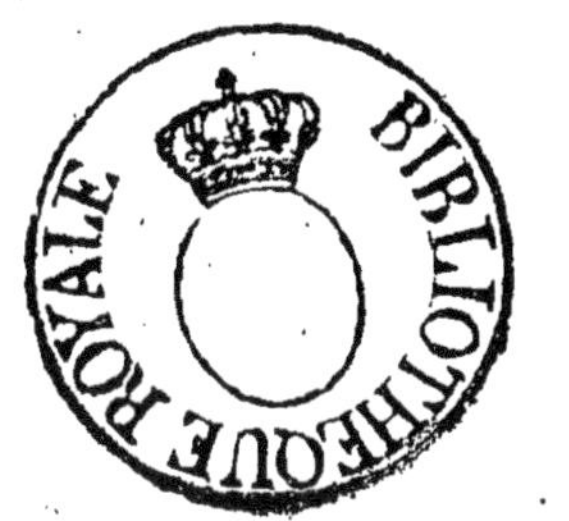

Dans les nombreux ouvrages d'hygiène, on trouve peu de chose sur ce qui concerne les yeux. Il est vrai de dire que cette branche de l'art de guérir a été négligée, et il y a peu d'années encore qu'elle était comme tombée dans le mépris, parce qu'elle avait été abandonnée à des gens inhabiles, ou devenue la proie de l'ignorance.

Il faut, à cet égard, franchement avouer que le plus grand nombre d'oculistes manque de l'éducation fondamentale de notre art, qui consiste dans l'étude la plus approfondie de tout ce qui a trait à la structure et aux fonctions de l'organe de la vue ; mais, en outre, auraient-ils acquis tout ce que l'anatomie et la physiologie auraient pu leur apprendre sur cette partie, posséderaient-ils même encore une grande érudition sur tous les systèmes et sur toutes les théories médicales, ils n'en seraient pas moins dans le cas d'errer dans le vague et l'incertitude, s'ils n'étaient éclairés par l'expérience et l'observation.

Comme ce n'est que par elles qu'on peut conserver l'un des sens, le plus précieux dont la nature nous ait doués, je les ai prises pour guides, pour prévenir ou détourner tout ce qui peut en altérer les fonctions, ce qui est l'objet particulier de cet ouvrage.

Puisse-t-il provoquer, en France, la direction particulière qui lui manque, sur cette étude spéciale, ainsi que l'a fait naître, par son immortel ouvrage, mon illustre maître Scarpa (1), tant en Italie qu'en Allemagne et en Angleterre, où des chaires spéciales ont été établies, au grand avantage de la science, ainsi que l'a déjà si bien fait sentir le docteur Delpech, en disant « *que la spécialité constitue l'art, et sert de fondement aux applications utiles.* » (Revue médicale. — Septembre 1831.)

Nul doute, en effet, qu'une longue et fréquente pratique constamment exercée sur le même objet, doive donner une incontestable dextérité, difficile à acquérir par ceux qui embrassent la généralité de la science.

(1) Oui, c'est au vénérable directeur de l'université de Pavie à qui je suis redevable de mes faibles talens; l'amitié qu'il a toujours eue pour moi, il l'a prodiguée au point de m'honorer en tenant un de mes enfans sur les fonts de baptême, faveur qu'il n'a accordée qu'à moi seul. Qu'il en reçoive mon éternelle reconnaissance !

Je serais heureux si je pouvais persuader cette vérité aux médecins eux-mêmes, comme au public, et rendre ainsi plus grande la confiance qu'on doit accorder à ceux qui n'ont que le titre d'*oculistes ;* parce qu'ils se sont entièrement donnés, pour mieux la connaître, à cette branche si importante de l'art de guérir, préalablement après avoir été gradués du titre de docteur.

HYGIÈNE

OCULAIRE.

L'homme surmonte tout ce qui est possible avec la volonté et de la constance.

Experientia artem fecit.

La vue a pour organe l'œil, son stimulant c'est la lumière. Autant l'exercice modéré est utile à l'œil, autant l'exercice forcé lui est nuisible, ainsi qu'un repos prolongé; car il est dangereux d'être trop long-temps soustrait à un excitant propre, composé ou artificiel. C'est à force d'exercer l'œil que nous parvenous à distinguer les objets à une plus grande distance; mais, pour conserver cet organe, il ne doit pas être impressionné par une lumière trop éclatante ou trop faible. Une lumière trop vive surexcite l'organe de la vision, affaiblit la vue, et sa continuation finit par produire l'aveuglement. L'organe immédiat, frappé par une lumière trop active, devient trop tendu, son expansion nerveuse où agit le stimulus, ses effets le paralysent à la fin. C'est surtout quand la lumière est réfléchie par des murs blanchâtres, le sol couvert de neige, le fer ou le verre rougis, comme chez les forgerons, les verriers, les émailleurs, et généralement tous ceux qui travaillent en face d'un feu trop ardent, et ceux qui exercent d'autres professions analogues aux mêmes influences, que ses effets occasionnent souvent la cécité. L'exercice trop continu de l'œil, même à une lumière modérée, produit aussi la faiblesse de la vue, et par suite sa perte. L'œil se fatigue, devient douloureux, et commence à apercevoir les objets d'une manière confuse; ces nuages disparaissent si on lui accorde quelque repos, et se renouvellent si l'on continue; le travail épuise la sensibilité de l'organe immédiat, ou d'une partie seulement impressionnée trop fortement par les rayons lumineux qui frappent avec plus de vivacité sur ce point que sur tout autre. Voilà pourquoi on aperçoit du noir du côté où l'organe est devenu insensible. Un lumière trop faible rend l'œil paresseux; si l'on travaille à cette lumière, l'organe se fatigue par les efforts que l'on fait pour distinguer les objets, efforts qui deviennent très-préjudiciables. Une lumière modérée, au contraire, laisse reposer l'œil par l'absence de son excitant trop actif. L'obscurité agit sur le cerveau d'une manière négative, en le privant des impressions variées que l'œil lui fournit. Quand l'excitabilité cérébrale n'est pas épuisée, il en résulte dans l'obscurité une grande facilité de conception, une grande aptitude à produire. Le cerveau n'ayant plus alors à recevoir les impressions que lui transmettait la vue, toute l'attention se porte sur des objets d'affection ou de crainte (*). L'organe de la vue se fatiguera également si on force l'œil à regarder des objets éloignés ou même rapprochés, si on le fixe avec trop d'attention et notamment sur des corps colorés, soit rouges, soit violets, etc. Le soleil fatigue aussi extrêmement la vue; la lecture de caractères fins et petits sur du papier très-blanc, produit le même effet. Donc, la lumière trop intense ou trop faible étant toujours préjudiciable à l'œil, on doit avoir soin d'adoucir ces deux actions par quelques précautions, qui cependant ne con-

(*) Voilà le motif de la grande mémoire dont les aveugles sont doués.

sistent point dans l'emploi de lunettes vertes ou bleues, comme le conseillent les opticiens. En s'astreignant à une telle habitude, on rend l'œil paresseux et sensible, au point de ne pouvoir plus supporter une lumière ordinaire.

Le meilleur moyen pour ne pas trop fatiguer la vue, est de laisser reposer les yeux de temps en temps, en interrompant fréquemment leur travail, par de courts intervalles, au lieu de le prolonger sans cesse. Pour se ménager un repos de plus longue durée, il faut s'asperger les yeux avec de l'eau fraîche, prendre quelquefois l'air, travailler préférablement au jour qu'à la chandelle, éviter la compression du cou par la cravate et ne pas tenir la tête trop courbée; de cette manière, on diminuera l'affluence du sang à la tête, et par conséquent dans le vaisseau de l'œil. Si l'on est forcé de travailler à la lumière, on évitera ces chandelles vacillantes, dont la fumée irrite considérablement l'œil. Une lumière égale, immobile, qui fournit le moins possible de fumée par des lampes remplies d'huile pure, montant d'une manière continue et uniforme, exercera une impression moins fâcheuse sur les yeux, surtout si elle vient éclairer obliquement les objets.

La *mode ridicule* de porter des lunettes est venue : hommes, femmes, jeunes et vieux en ont adopté l'usage, le plus grand nombre pour se conformer à l'ordre du jour ou pour se *distinguer*. Ces instrumens sont plus propres à affaiblir la vue, s'ils ne la détruisent pas, qu'à la fortifier ou à la conserver. Je pourrais citer un grand nombre de jeunes gens qui, pour s'exempter du service militaire et se faire réformer, ont habitué leurs yeux aux lunettes à verres concaves, en commençant par le n° 30, et graduellement jusqu'au n° 6 et 4, afin de parvenir à lire avec, et par ce moyen faire constater la myopie la plus prononcée. Oui, je pourrais prouver, par plusieurs exemples, qu'une complète cécité a été le résultat de cet usage pour des personnes qui auparavant avaient des yeux excellens. Je m'exprimerai de même à l'égard de celles qui commencent à se servir de verres convexes pour la presbyopie (*) ; après en avoir successivement employés, même durant peu de temps, elles sont parvenues à ne pouvoir plus lire qu'avec les verres destinés à des personnes qui ont subi l'opération de la cataracte ; c'est-à-dire en descendant jusqu'aux n°s 5, 4, 3 et même 2 et 2 1/2. Il en est de même aussi des lunettes coloriées ; elles ne laissent passer qu'une quantité de rayons peu intenses, qui obligent l'œil à une contension fatigante pour bien les distinguer, et produisent une confusion dans la vision. On ne doit faire usage de lunettes que lorsqu'on y est vraiment forcé, comme dans la myopie et la presbyopie. Dans la première, ce sont des lunettes concaves, qui rendent la faculté de voir, en éclairant davantage les objets à une distance convenable, c'est-à-dire qu'elles produisent la divergence en écartant les rayons lumineux, et font qu'ils se réunissent sur l'organe immédiat de la vue, résultat qu'on n'obtient pas des lunettes convexes, dans le cas où les rayons lumineux vont se réunir au-delà du foyer de l'organe immédiat. Ainsi, on est obligé d'éloigner les objets de l'œil, tandis que le myope les approche pour mieux les apercevoir, et quand il fera usage de lunettes, le premier sera obligé de les quitter en regardant les objets éloignés. Les personnes qui, ayant besoin de lunettes, habitent un endroit où il ne se trouve pas d'opticien, n'auront, pour savoir quel numéro leur convient, qu'à prendre un papier blanc, dans le milieu duquel il se

(*) Voyez lunettes.

trouvera un objet ou un signe quelconque ; elles le mettront à une certaine distance, l'approcheront peu à peu, et quand l'objet paraîtra net, elles prendront la mesure et indiqueront les pouces, les lignes et la grandeur de l'objet et la distance, qu'elles enverront à l'opticien, pour qu'il puisse les servir convenablement et choisir le numéro qui convient. Ce procédé est encore plus indispensable pour les verres convexes que pour les concaves. Les lorgnettes de spectacle sont préjudiciables surtout lorsqu'on ne les applique qu'à un seul œil; en un mot, tous les instrumens qui contribuent artificiellement à l'exercice d'une fonction, affaiblissent la vue par l'aide qu'ils lui prêtent, en augmentant l'intensité de la lumière. La plupart des gens croient améliorer leur vue par l'usage des lunettes dites *conserves*, et toutes ont l'erronée persuasion qu'elles leur conservent la vue et la fortifient ; pour comble de malheur, elles achètent des verres communs, à foyers différens, mal adoucis et d'une transparence terne, remplis de fils ou bouillons, causés par la matière commune employée pour la confection, enfin les plus imparfaits. La modicité du prix est un appât pour la multitude. Les personnes qui font usage de lunettes pendant plusieurs heures consécutives, sentent leurs yeux tomber dans une espèce de torpeur, les objets paraissent couverts d'un voile. Ceci provient de ce que l'organe immédiat de la vue a été stimulé par la lumière qu'ont réfléchie les lunettes, en exaltant d'abord la force et la sensibilité ; les lunettes ôtées, les yeux, alors sans aide, ne reprennent leur équilibre ordinaire que peu à peu, comme lorsqu'on passe d'un lieu éclairé dans un endroit obscur. Les verres coloriés ne sont pas plus exempts d'inconvénient que les verres blancs, en ce que les yeux s'accoutumant à une couleur douce, ne peuvent plus supporter la lumière lorsqu'on les quitte.

Toutes couleurs, excepté celle qui est naturelle, sont préjudiciables à la vue.

La myopie est le plus souvent occasionnée par la seule force de l'habitude, et de l'éducation physique de l'enfance; aussi se rencontre-t-elle plus souvent chez les riches que chez les pauvres, et surtout chez les campagnards, par une raison toute simple. C'est que les riches font étudier trop tôt leurs enfans et forcent trop de bonne heure leur vue; ils s'occupent à regarder de petits objets, et s'accoutument ainsi à regarder de près.

Les enfans des gens peu aisés sont envoyés aux écoles publiques, jouissent par conséquent du grand air et passent la plus grande partie de leur jeunesse dans les rues, les places et surtout à la campagne, en face des objets variés de la nature, qu'ils fixent rarement long-temps; de cette manière les yeux n'éprouvent pas cette contraction, si nuisible à la vision.

Je suis convaincu que la cause principale de l'existence de la myopie, plutôt chez les riches que chez les pauvres, provient de ce que les premiers forcent pour ainsi dire leurs enfans, dès l'âge le plus tendre, à apprendre à lire et à charger leur mémoire de fables et complimens pour souhaiter la bonne année à leurs parens; ceux-ci ne savent pas combien leur petite gloire coûte cher à leurs malheureux enfans, lesquels auront une vue forcée, affaiblie, et sujette à des affections, ce qu'on aurait évité sans ce vain désir de pouvoir se vanter d'avoir des enfans remarquables par la précocité de leurs talens.

Le verre adoucit, modère l'éclat de la lumière; mais on n'en doit faire usage qu'à un âge avancé, quand l'organe de la vue commence à nous refuser son secours. Dans ce cas on doit choisir des lunettes qui ne grossissent pas trop les objets, mais qui les laissent voir simples, clairs, tels qu'ils sont réellement ; ces lunettes doivent être d'un poli tel qu'à leur aide on puisse lire à la distance d'un pied à un pied et demi. Si on est éloigné d'un opticien on lui enverra une mesure avec du fil ; on tiendra un livre à la main et on prendra cette mesure à partir de ses yeux jusqu'aux lettres qu'on lira avec le plus de facilité : ceci aidera le fabricant dans son choix. On évitera de faire aucun changement quand on aura choisi les numéros ; en agissant autrement, les lunettes deviendraient préjudiciables, et on finirait par n'en plus trouver de convenables.

Pour donner plus de développement à cet article, nous y ajouterons ce que dit Vetter à ce sujet.

MYOPIE.

L'œil qui n'est affecté d'aucune maladie peut voir distinctement des objets, même quand ils sont petits, à la distance de quinze à vingt pouces. On dit qu'un œil est myope lorsque, pour apercevoir les mêmes objets, il est obligé d'en être beaucoup plus rapproché.

On peut, le plus souvent, reconnaître les personnes qui sont myopes, à leur regard, à leur tenue et à toutes leurs manières. Elles écrivent toujours très-fin, affectionnent les livres imprimés en petits caractères, et les lisent même avec le secours d'une faible lumière ; elles approchent tout près des yeux, le plus habituellement d'un seul œil, les corps qu'elles veulent examiner. Pour voir des objets éloignés, elles clignotent et tiennent les paupières plus qu'à demi fermées. Leur pupille est le plus souvent un peu large. Il leur arrive fréquemment de ne pas considérer ceux qui leur parlent et de tenir les yeux dirigés vers la terre. Du reste, elles voient mieux de loin lorsque la lumière est vive que quand elle est faible.

La cause prochaine de la myopie consiste en ce que les rayons lumineux éprouvent une réfraction trop brusque, et sont, par conséquent, trop tôt réunis en un foyer correspondant à un point situé en avant de la rétine; en sorte que lorsqu'ils arrivent sur la surface de cette membrane, ils se trouvent de nouveau divergens, et doivent former une image plus ou moins confuse. Souvent ce phénomène dépend de la trop grande convexité de la cornée ou de la moitié antérieure du cristallin, souvent aussi elle tient à une trop grande abondance de l'humeur aqueuse; dans ce dernier cas, l'œil paraît être trop volumineux au premier aspect, c'est pourquoi on l'a appelé *œil de bœuf*. Quelquefois cette réfraction et cette réunion vicieuse des rayons lumineux en un foyer situé trop en avant, dépendent d'une turgescence (*turgor vitalis*) insolite, et d'une densité particulière de la cornée, du crystallin ou de la totalité du globe de l'œil, ce qu'on remarque surtout chez des enfans très-jeunes. La cause de la myopie tient quelquefois encore à un alongement du globe de l'œil, qui est le résultat d'un état pathologique de cet organe, ou qui s'acquiert dès les premières années de la vie, quand en présentant des joujoux aux enfans on les tient habituellement trop rapprochés de leurs yeux. Il est extrêmement rare que la myopie soit la suite naturelle d'un mydryasis devenu habituel. Quelquefois cette maladie est l'effet d'un vice primitif de conformation du globe oculaire; elle se manifeste alors dans les premiers temps de la vie. Une des causes les plus communes de cette affection réside dans les efforts continuels et journaliers de l'organe de la vue pendant la lecture, ou dans une trop grande persistance à écrire, à coudre, à tricoter ou à faire d'autres ouvrages vétilleux, surtout lorsque les personnes qui passent leur vie à ces sortes d'occupations se refusent toute récréation en plein air, quand elles s'habituent à trop pencher la tête en travaillant et que leur appartement n'est pas suffisamment éclairé. Or, comme la lumière artificielle n'est jamais suffisante, puisque même un grand nombre de bougies allumées ne peut pas remplacer le jour naturel, le travail du soir est surtout très-propre à produire une myopie durable. Je connais beaucoup de personnes qui, après s'être livrées à des travaux continus qui exigeaient une grande application des yeux, sont devenues myopes pour toujours, en une seule nuit; et je dois dire ici que chez la plupart des myopes que j'ai connus, cette affection était acquise. Cette maladie est particulière aux habitans des grandes villes; souvent même les habitans des campagnes ne la connaissent pas de nom.

A mesure que l'on avance en âge l'œil s'aplatit de plus en plus; il en résulte que l'organe affecté de myopie, s'il n'a pas été trop déformé par l'usage des verres et des lunettes concaves, est insensiblement ramené à son état normal, et que par conséquent cette incommodité se guérit peu à peu d'elle-même. On peut s'attendre à ce résultat avec une certitude d'autant plus grande que la myopie ne dépend que d'une mauvaise habitude, comme je viens de le dire.

Lorsque la turgescence vitale de l'œil, qui est la cause de la myopie, est produite par des congestions sanguines, il faut la combattre par les moyens connus. On fait une saignée, on administre des sels neutres rafraîchissans, on fait prendre des pédiluves et on défend l'usage des boissons stimulantes et des alimens échauffans. Le meilleur moyen pour corriger ou pour guérir une myopie acquise depuis peu de temps, consiste à diminuer ou à interrompre tout-à-fait les travaux qui fatiguent la vue, à exercer les yeux à regarder au loin sans le secours de lunettes, ce que l'on obtient facilement en recommandant les promenades fréquentes en pleine campagne, ou, mieux encore, en recommandant les voyages, surtout ceux qu'on fait sur mer. Mais il est malheureusement peu de personnes qui puissent user de ce moyen.

Quand la myopie a sa source dans une ancienne habitude vicieuse, dans un mydryasis devenu continuel, ou dans une conformation défectueuse de l'œil, on ne peut guère espérer de succès ; on est réduit alors à recommander l'usage de verres concaves pour modifier convenablement la réfraction des rayons lumineux, et pour obtenir que le point de leur réunion ait lieu exactement sur la rétine. Mais il faut avoir soin en faisant un choix de lunettes, que les verres n'en soient ni trop faibles ni trop forts ; car, dans le premier cas, l'œil serait toujours obligé de faire de grands efforts pour bien distinguer les objets situés hors du foyer convenable, efforts qui auraient pour résultat nécessaire un affaiblissement considérable et rapide de la vue. Si au contraire le malade fait usage de lunettes trop concaves, sa myopie ne peut qu'augmenter, et il finit par ne plus distinguer sans lunettes, même les objets qu'il voyait très-bien auparavant à l'œil nu. Il en résulte l'inconvénient de ne pouvoir plus quitter les besicles, et même d'être obligé de changer de temps en temps les verres, jusqu'à ce qu'il ne s'en trouve plus d'assez forts pour sa vue, ce qui équivaut presque alors à la cécité.

Les meilleures lunettes concaves sont celles qui permettent à un myope de lire couramment les plus petits caractères d'un livre, à la distance de quinze à vingt pouces, sans que l'œil en soit fatigué. Il est à remarquer en outre que le myope ne doit pas constamment porter ses besicles, s'il veut conserver l'espoir de distinguer les objets éloignés sans lunettes, lorsqu'il aura atteint l'âge de trente à quarante ans.

PRESBYOPIE.

On dit qu'une personne est presbyte (*presbyops*), quand elle ne peut distinguer les objets qu'à une distance beaucoup plus considérable que celle de quinze à vingt pouces. Dans ce cas les rayons lumineux sont toujours réfractés beaucoup trop tard, ils ne sont pas encore réunis lorsqu'ils tombent sur la rétine, et ne tendent à se rassembler en un foyer qu'à une distance plus ou moins considérable en arrière de cette membrane ; c'est pourquoi l'image de tous les objets rapprochés est confuse. La presbyopie se manifeste rarement avant quarante ans ; elle a toujours lieu lorsque la cornée est trop aplatie.

La cause la plus importante de la presbyopie est l'approche de la vieillesse, époque où la cornée et le cristallin s'aplatissent, en même temps que le *turgor vitalis* diminue ; cependant les vieillards ne sont pas tous presbytes à beaucoup près. Un rétrécissement de la pupille, devenu habituel, peut produire la presbyopie, tout comme une trop grande dilatation de cette ouverture peut occasionner la myopie. L'habitude de toujours considérer des objets éloignés occasionne aussi cette incommodité, même dans la jeunesse. Du reste, la véritable presbyopie est extrêmement rare chez les jeunes gens.

La guérison radicale de cette incommodité est impossible ; on en est réduit aux moyens palliatifs, et à l'usage des lunettes à verres convexes.

Il ne faut jamais trop retarder l'usage de ces lunettes dès qu'on ne peut plus lire facilement des caractères de grosseur moyenne à la distance accoutumée, et qu'on sent le besoin d'une plus grande lumière pour y voir à travailler. Il est temps alors de se servir d'abord de lunettes légèrement convexes qu'il faut changer à mesure qu'on avance en âge contre d'autres d'une convexité plus considérable. Si la presbytie n'existe pas depuis long-temps, les verres n'ont besoin que d'une très-légère convexité ; quatre-vingt-dix à soixante-dix pouces de foyer suffisent, rarement il est nécessaire d'en prendre d'abord au-dessous de soixante-dix pouces. L'article ci-après donnera de plus amples détails.

LUNETTES.

Ce chapitre a été jusqu'à présent beaucoup trop négligé dans les traités de chirurgie et d'ophthalmologie, ce qui doit d'autant plus surprendre qu'il n'est personne qui ne convienne que la connaissance exacte de ces instrumens est indispensable pour le médecin oculiste.

On emploie ordinairement les lunettes pour remédier à deux espèces de maladies des yeux, la *myopie* et la *presbytie*. Les verres pour les myopes sont *concaves*, ceux pour les presbytes sont *convexes*.

Il y a encore deux cas dans lesquels les lunettes peuvent être très-utiles : 1° lorsque la vue diminue, parce que la force de la rétine est en quelque sorte légèrement émoussée, et qu'elle ne peut plus être rétablie par le secours de l'art. Cet affaiblissement de la faculté visuelle est quelquefois le résultat de longues maladies qui ont épuisé les forces de toute l'économie ; mais elle survient particulièrement dans l'âge avancé, et s'accompagne presque toujours d'une presbytie plus ou moins considérable ; 2° l'usage des lunettes peut être avantageux dans les cas où la faiblesse de la vue dépend de la diminution de transparence des milieux réfringens du globe de l'œil ; alors le malade ne distingue pas bien les objets éloignés, comme cela a lieu dans toute faiblesse de la vue ; mais comme le trouble de la transparence des humeurs réfringentes est généralement accompagné, dans la vieillesse, d'un degré plus ou moins considérable de presbytie, les vieillards voient ordinairement un peu mieux de loin que de près. Quoique dans la presbytie on désire toujours que les objets soient fortement éclairés, néanmoins les individus qui se trouvent dans l'un des deux cas qui viennent d'être indiqués, éprouvent plus particulièrement une espèce de désir pour la lumière, parce qu'ils sentent bien que leurs yeux ne peuvent remplir convenablement leur fonction que lorsque les corps qu'ils veulent considérer sont fortement éclairés.

Il faut à ces deux espèces de malades des verres planes, de cent à cent quarante pouces de foyer, qui grossissent à peine, parce qu'il suffit ici que les objets paraissent plus éclairés et plus distincts, et que les rayons lumineux arrivent plus concentrés sur la rétine. Cependant, ce n'est pas une règle générale, car il faut surtout que le choix des lunettes se règle aussi sur le degré de presbytie qui existe en même temps.

Nous allons maintenant chercher à faire comprendre de quelle manière les lunettes peuvent remédier à la presbytie et à la myopie.

Si l'on se figure une ligne qui tombe à angle droit sur le verre et passe par son centre, on a une idée de ce que l'on appelle l'*axe* du verre; le rayon lumineux qui le traverse dans la direction de cet axe n'est jamais réfracté, il passe en ligne droite. Tous les rayons qui tombent sur des verres convexes parallèlement à son axe, sont réfractés de telle sorte qu'ils se réunissent derrière lui en un point que l'on nomme le *foyer ;* la distance entre le verre et le foyer s'appelle *distance focale.*

Les rayons qui tombent, parallèlement à l'axe, sur des verres concaves, sont aussi réfractés, mais dans une direction opposée à la précédente; car ils ne se réunissent jamais derrière le verre; leur direction est au contraire de plus en plus divergente, et ils sont par conséquent diffus. Mais si, par la pensée, on prolonge les rayons en deçà du verre, dans la même direction qu'ils suivent en divergeant au-delà, ils se réunissent naturellement aussi dans un point en deçà, qui s'appelle aussi le foyer, et l'espace compris entre celui-ci et le verre, distance focale (négative). Moins le verre est concave ou convexe, plus la distance focale est grande; plus, au contraire, il est concave ou convexe, plus elle est petite.

On voit, d'après cela, que les verres convexes ont une force qui supplée à la propriété réfringente des humeurs et des membranes de l'œil qui se trouve diminuée chez celui qui est frappé de presbytie. En effet, les rayons lumineux qui émanent des objets tombent, à travers le verre convexe, sur la cornée, à un état de concentration tel, que la force réfringente de cette membrane et des autres milieux de l'œil, suffit alors pour réunir sur la rétine l'image exacte des objets.

Les verres convexes conviennent d'autant mieux aux presbytes, qu'ils représentent les objets en même temps plus clairs et plus distincts.

Il n'est pas difficile d'entrevoir pourquoi les verres concaves sont utiles aux myopes ; car comme la force réfringente des milieux transparens de l'œil est, chez eux, trop considérable, que l'image est déjà formée avant que les rayons ne soient parvenus à la rétine, et que l'effet des verres concaves est de faire diverger les rayons qui tombent sur la cornée, la trop grande propriété réfringente de celle-ci et des autres parties transparentes de l'œil se trouve contre-balancée, d'où il résulte que le point de convergence des rayons lumineux ne se rencontre plus en avant de la rétine, mais bien directement sur cette membrane.

Je passerai sous silence les défauts inséparables de toutes les lunettes, je ferai seulement remarquer que les verres qui les constituent doivent être de la meilleure qualité, absolument incolores, sans bulles, taillés très-exactement et parfaitement polis.

On doit déjà avoir conclu de ce qui précède que les verres doivent varier d'après le degré de myopie ou de presbytie, et être appropriés à la disposition individuelle des yeux. C'est aussi pour cela qu'on trouve des verres offrant les distances focales les plus différentes. Les verres pour les presbytes ont communément de quinze à soixante-dix et même quatre-vingts pouces de distance focale ; ceux des myopes, de quatre à huit et même jusqu'à trente pouces et au-dessus.

Quoique tous les verres doivent être ou concaves ou convexes, il y a néanmoins encore quelques variétés sous le rapport de la forme de leur surface, que je vais faire connaître.

On a, pour les myopes, des verres sphériques *bi-concaves*, *plane-concaves*, *concave-convexes*, ou des verres *cy-*

lindriques des mêmes formes. Il existe, au contraire, pour les presbytes, des verres sphériques *bi-convexes*, *plane-convexes*, ou *convexe-concaves*. Les verres *concave-convexes* ou convexe-concaves ont surtout été recommandés par M. Wollaston, physicien anglais, et sont connus sous le nom de verres *périscopisques*; cependant ils étaient depuis longtemps connus en optique, et ne doivent par conséquent pas être considérés comme une nouvelle acquisition : il doit être presque impossible de les disposer d'une manière parfaite. Les verres à surface *cylindrique* ont été inventés dernièrement par Galland de Cherveux, et ne sont connus que depuis peu de temps. Ils semblent, à plusieurs égards, mériter la préférence sur les verres sphériques ordinaires.

Les verres ne diffèrent pas seulement par la forme de leurs faces, ils varient aussi sous le rapport de la forme de leur circonférence. Les verres ovales qui plaisent à la vue, nous sont venus d'Angleterre; ils ne doivent pas être employés, car leur petitesse est cause qu'ils offrent non-seulement un champ trop étroit, mais qu'ils laissent arriver à l'œil trop de lumière sur les côtés; en sorte que le but de la réfraction des rayons lumineux ne peut être parfaitement rempli. Les verres ronds, d'une étendue assez considérable, contenus dans une garniture tout-à-fait étroite, sont évidemment les meilleurs. On a donné la forme octangulaire aux verres cylindriques, sans doute uniquement pour les distinguer de ceux qui ont été usités jusqu'à ce jour, et pour attirer le public par le charme de la nouveauté.

Voyons maintenant quels sont les signes auxquels on reconnaît la nécessité de l'usage des lunettes.

Lorsque la myopie dépend d'une convexité congéniale trop considérable du globe de l'œil, ou qu'en général cette infirmité est déjà tellement avancée, que pour apercevoir les objets volumineux, situés à quelques pas de distance, il faille presque complètement fermer les paupières; quand le myope reconnaît à peine une personne à deux pas, lorsque pour lire il est obligé d'approcher le livre si près du visage qu'il ne peut se servir que d'un œil; quand, au crépuscule, il lit sans peine les caractères les plus fins, qu'il les affectionne par prédilection, et qu'il a l'habitude d'écrire très-fin et serré, on doit recommander l'usage de bonnes lunettes concaves.

Les symptômes qui chez les presbytes réclament l'emploi habituel des verres convexes, sont peut-être encore plus déterminés, et, dans tous les cas, plus pressans que ceux de la myopie.

Il faut donc, sans tarder, recommander des lunettes à verres convexes dans les circonstances suivantes :

Lorsque les presbytes, pour voir de petits objet, sont obligés de les tenir à une distance considérable de l'œil; lorsqu'en lisant et travaillant, ils croient n'avoir jamais assez de lumière, besoin qui est surtout caractéristique et constant lorsque les presbytes veulent considérer des objets rapprochés, même quand ils y voient mieux que dans toutes les circonstances précédentes; en outre, quand le malade n'aime à lire que des ouvrages imprimés en caractères très-gros, et qu'en lisant un peu long-temps les lettres lui semblent se confondre les unes dans les autres, phénomène qui a lieu surtout quand il considère des objets petits et brillans; lorsqu'en regardant attentivement et pendant long-temps un objet situé près de lui, celui-ci devient confus et commence à se couvrir d'un brouillard; quand il survient en même temps un sentiment de tension, des maux de tête, un larmoiement, et que les yeux fatigués n'aperçoivent plus les objets ; enfin lorsque la vue, immédiatement après le réveil, est assez faible et n'acquiert son acuité ordinaire qu'au bout de quelques heures.

Dans l'un et l'autre cas il faut donner au malade des lunettes tout-à-fait convenables à son état.

On reconnaît en général qu'un verre est bon, quand on peut lire, écrire et voir à travers aussi bien que si la vue était dans son état normal ; quand l'usage prolongé des lunettes ne fatigue jamais les yeux ; quand celui qui les porte n'éprouve aucun sentiment de pression au-dessus des sourcils, aucunes douleurs pongitives, aucun larmoiement, point de fatigue, de vertige, et en général aucune sensation désagréable dans les yeux ou les parties environnantes ; lorsque l'usage des lunettes procure aux yeux un certain bien-être et le repos : pour donner ce résultat, les lunettes ne doivent pas grossir les objets ni les faire paraître plus petits ; enfin on reconnaît que le verre est convenable, lorsque, pour distinguer les petits objets, il suffit de les rapprocher de l'œil à la distance à laquelle on voit bien lorsque la vue est bonne, c'est-à-dire quand, à la distance de douze à seize pouces, on peut voir distinctement et lire facilement des caractères de grosseur moyenne.

Si les verres sont mauvais ou, ce qui revient au même, s'ils ne sont pas convenables pour le sujet, s'ils sont trop forts, c'est-à-dire trop concaves chez les myopes et trop convexes chez les presbytes, que par conséquent ils rapetissent ou grossissent considérablement, la myopie et la presbytie augmentent, quoique les verres trop forts les soulagent beaucoup d'abord, ils gâtent la vue de plus en plus. Les malades sont bientôt forcés, les uns et les autres, d'avoir recours à des verres de plus en plus forts, jusqu'à ce qu'enfin ils n'en trouveut plus qui le soient assez pour rendre supportable le plus haut degré de leur infirmité; circonstance qui équivaut presque à la cécité, tant pour le myope que pour le presbyte.

Si l'on ne donne pas des verres trop forts au myope et qu'il en use sobrement, il peut souvent en prendre de plus faibles, parce que sa vue s'est améliorée.

Si le presbyte fait usage de lunettes qui ne grossissent pas, et ne soient pas non plus trop faibles, il peut les porter pendant très-long-temps avant d'être obligé d'en prendre de plus fortes.

On peut ainsi dire qu'il y a des verres qui sont capables de conserver la vue, et c'est en ce sens qu'il faut entendre l'idée de *conserves*.

Pour avoir de bons verres, il faut s'adresser à un opticien habile, prendre plusieurs lunettes pour essayer à domicile, et, en s'en servant pendant plusieurs heures, choisir celles qui conviennent le mieux. Mais avant de faire un choix, le médecin doit examiner si les deux yeux sont affectés du même vice ou si celui-ci y existe au même degré; car il y a des personnes dont les yeux ont un foyer tout-à-fait différent, chez qui chaque œil est presbyte ou myope à un degré varié; chez qui un œil est simplement presbyte, tandis que l'autre, au contraire, est presbyte et affaibli, ou même dont un des yeux est myope, tandis que l'autre est presbyte. Les lunettes ordinaires ne peuvent naturellement jamais convenir dans ces cas, parce qu'elles contiennent des verres taillés de la même manière pour les deux yeux, et que, malgré le meilleur choix, il y aura toujours au moins un verre qui sera ou trop faible, ou trop fort, ou tout-à-fait impropre pour l'un des yeux.

Quelquefois la distance focale des deux yeux n'est pas la même depuis l'époque de la naissance. D'autres fois l'égalité de la vision est détruite par une inflammation qui n'a porté que sur un œil. L'équilibre de la force visuelle et de la distance focale est souvent rompu par suite de l'usage continu d'une lunette d'approche, d'une loupe, d'une lorgnette simple, etc., avec lesquelles on n'exerce jamais qu'un œil. Souvent l'exercice de l'un des yeux est interrompu ou négligé pendant quelque temps par une circonstance quelconque, d'où résulte encore une inégalité de la faculté de voir. La même chose a lieu lorsqu'en travaillant, l'un des yeux est toujours placé dans l'ombre et l'autre à la lumière.

Dans toutes ces circonstances il faut un verre particulier pour chaque œil, et on les fait placer ensemble dans la monture.

Quelquefois l'usage des verres n'est nécessaire que quand on travaille à une lumière artificielle. Il est parfois besoin de lunettes particulières pour le jour et d'autres pour le soir ; mais les verres ne doivent varier que sous le rapport du degré. Ceci arrive souvent chez les presbytes et les myopes, dont la force de la rétine étant relâchée ou obtuse a besoin d'être stimulée par une lumière plus intense, pour remplir convenablement ses fonctions. Il faut, dans ces cas, choisir pour les travaux du soir des lunettes particulières qui fassent voir les objets sous une lumière plus vive, et les grossissent un peu plus que celles du jour. On voit par là que les lunettes du soir doivent toujours être un peu plus fortes que celles dont on se sert pendant le jour. Il est inutile d'ajouter qu'on ne doit jamais confondre ces deux espèces de lunettes.

Il ne faut pas oublier cependant que même les meilleurs verres, lorsqu'ils ont servi long-temps, finissent par ne plus convenir aussi bien que dans le principe; ce changement indique que la vue est devenue ou meilleure ou plus mauvaise, surtout en ce qui concerne les rapports de la distance focale.

On reconnaît qu'un verre ne convient plus, lorsque, de même que les mauvais verres en général, il occasionne des maux de tête, un sentiment de pression au-dessus des sourcils et dans les yeux; lorsque ces organes sont rouges et sont en même temps le siége d'une chaleur considérable; quand le malade est obligé d'interrompre par momens son travail pour laisser reposer ses yeux, et enfin, lorsque, quittant ses lunettes, il y voit trouble pendant quelque temps. Dans les commencemens on ne voit bien à travers les verres que pendant quelques minutes; la vue se brouille ensuite, et quand on lit, on est facilement pris d'envie de dormir. Enfin les objets vus à travers ces verres à la distance pour laquelle ils sont destinés, se montrent un peu plus grands ou plus petits que quand on les considère à l'œil nu.

Si, dans cet état des choses, le myope peut lire sans lunettes à une distance plus considérable qu'autrefois, et que le presbyte y voie mieux de près qu'auparavant, on peut être sûr que la myopie ou la presbytie a diminué réellement, et qu'il est par conséquent nécessaire de prendre des verres plus faibles.

Mais si, se méprenant sur la véritable nature des symptômes indiqués, on les considère comme l'expression du besoin de verres plus forts, on peut faire beaucoup de mal en cherchant à remplir cette fausse indication; car la vue au lieu de s'améliorer s'affaiblira par les efforts que le malade sera obligé de faire pour y voir, et la myopie ou la presbytie fera de plus en plus des progrès.

Cependant lorsqu'avec l'âge la presbytie s'accroît parce que le bulbe oculaire, devenant insensiblement plus sec, s'aplatit peu à peu davantage, alors la manifestation des signes que nous avons rapportés annonce qu'il est temps de porter des verres plus convexes.

Il est encore d'autres lunettes nécessaires dans une sorte de presbytie qui est produite par l'art. Ce sont les *lunettes à cataracte*, ainsi nommées parce qu'elles favorisent la vue distincte des objets rapprochés pour des yeux qui ont été opérés de la cataracte avec succès. Ces lunettes doivent être bien plus fortes que celles dont se servent les presbytes ordinaires, car leur distance focale est communément comprise entre six pouces et un pouce et demi, ce qui les met à même de remplacer la force réfringente du cristallin qui a été éloigné. L'usage de semblables lunettes est indispensable pour les personnes qui ont été opérées de la cataracte ; il n'y a que celles qui étant myopes avant la maladie puissent, en recouvrant la vue, distinguer quelquefois de près les petits objets sans le secours d'instrumens d'optique. Tous les autres ont besoin de lunettes convexes, et quelques-uns de ceux qui n'ont pas recouvré la vue aussi complètement qu'on pourrait le désirer, sont obligés le plus souvent d'avoir deux paires de lunettes, dont l'une doit les aider à bien voir dans le lointain, et l'autre leur servir à examiner les objets de près. Lorsque les malades ont été opérés des deux yeux, il leur faut souvent un verre particulier pour chaque œil ; mais ils ne doivent jamais porter de lunettes avant que les sensations développées dans l'œil à la suite de l'opération ne soient entièrement et depuis long-temps dissipées ; comme, par exemple, deux mois et même plus après l'extraction de la cataracte.

Si le malade peut choisir lui-même ses verres, il faut lui recommander de ne pas les prendre trop forts. Si, au contraire, il demeure éloigné du médecin et de l'opticien, et que le premier soit chargé de faire le choix de lunettes convenables, l'individu à qui elles sont destinées doit prendre une feuille de papier sur laquelle sont imprimés de gros caractères, comme une affiche ou le titre d'un livre, la placer à différentes distances de ses yeux, et chercher s'il ne peut pas distinguer facilement à l'œil nu l'une ou l'autre des lettres. S'il en est une qu'il aperçoive très-distinctement, il fait mesurer par une autre personne la distance qui existe alors entre ses yeux et la lettre, et la dimension de celle-ci, pour envoyer ces deux mesures à son médecin, qui d'après ces données fait ensuite confectionner des lunettes par un opticien habile. Si le malade se sert trop tôt de ses lunettes, elles ne lui suffisent pas long-temps, car il faut qu'il les prenne ensuite de plus en plus fortes, jusqu'à ce qu'il n'en trouve plus qui puissent lui convenir.

Outre les lunettes ordinaires pour les myopes et les presbytes, il en est encore d'autres dont je vais parler en peu de mots.

Les lorgnettes à *un seul verre* sont surtout destinées aux personnes myopes, les verres en sont par conséquent concaves. Les presbytes ne devraient jamais se servir de lorgnettes à verres convexes ; car comme on ne les tient jamais à une distance fixe et déterminée devant les yeux, elles grossissent ou rapetissent les objets suivant le tremblement et les changemens de position de la main qui les supporte. On doit tout-à-fait rejeter les *lorgnettes simples* (*monocles*), parce qu'elles n'exercent qu'un œil ; car il résulte de leur usage que les deux yeux, qui précédemment jouissaient d'une égale force, ne tardent pas à éprouver la diminution de cet équilibre, et l'œil qui n'est pas exercé s'affaiblit de plus en plus. L'usage habituel des *loupes* est encore plus nuisible pour la vue des presbytes et des myopes ; ces instrumens, indépendamment du défaut que nous avons reproché aux lorgnettes simples, ont encore celui de gâter l'œil par leur trop grande force et d'exiger par la suite l'emploi de verres convexes beaucoup plus forts qu'ils n'auraient dû être sans cette circonstance.

Les *lorgnettes doubles* (*binocles*), quand les verres en sont bien assortis, sont très-commodes pour les personnes chez qui la myopie n'existe qu'à un faible degré et qui ne veulent aider leur vue que dans les cas extrêmes ; en effet il est plus facile de les placer devant les yeux et de les en éloigner, que les lunettes ordinaires. Ces cas exceptés, les lunettes que l'on peut fixer devant les yeux sont toujours préférables aux lorgnettes.

Les *verres* entièrement *planes* nuisent plus qu'ils ne sont utiles.

Les *verres verts* et *bleus* sont portés ordinairement par des personnes affectées de photophobie et d'une sensibilité excessive des yeux ; leur usage est cependant aussi plus nuisible qu'utile, car ils obcurcissent les objets et ne laissent pénétrer dans l'œil que des rayons peu distincts et peu nombreux, parce qu'ils contiennent plus de matière colorante et sont par conséquent plus obscurs. Ils garantissent l'œil, à la vérité, en modérant la lumière, mais ce soulagement n'est qu'apparent, et se trouve annulé par les efforts plus grands que les malades sont obligés de faire pour appercevoir distinctement les objets de petite dimension. D'où il résulte non-seulement que les yeux sont affaiblis, mais qu'ils perdent encore l'habitude de la lumière naturelle, ce qui contribue à entretenir la photophobie et leur trop grande sensibilité, de la même manière que l'impression insolite de la lumière sur les yeux des individus qui travaillent habituellement dans des lieux sombres peut produire des maladies de ces organes. Les personnes qui ont pendant long-temps porté des lunettes vertes les trouvent à la fin tout-à-fait commodes, par cela même qu'elles ne peuvent plus supporter la lumière naturelle, dont elles ont perdu l'habitude. Si par la suite le globe de l'œil s'aplatit de plus en plus, et que la presbytie augmente, il leur faut alors des verres verts plus convexes. Ceux-ci seront plus épais, par conséquent moins transparens, et exigeront des efforts plus considérables pour apercevoir distinctement les objets, ce qui ne peut qu'ajouter encore à la faiblesse des yeux.

L'opinion de quelques médecins qui pensent que les verres verts fortifient les yeux sains, ou au moins les conservent en bon état, est donc tout-à-fait inexacte.

Les personnes qui s'en sont servies pendant long-temps, doivent peu à peu se défaire de cette habitude en prenant des verres de moins en moins foncés en couleur, jusqu'à ce qu'elles soient enfin en état d'y voir aisément à la lumière naturelle.

Les *lunettes à visière* que l'on porte pour se garantir contre le vent et la poussière, surtout dans les voyages, remplissent, il est vrai, le but qu'on se propose ; mais elles peuvent être infiniment plus nuisibles qu'utiles, car en *emmaillotant* ainsi, en quelque sorte, les yeux et les parties voisines, elles en augmentent la transpiration, dont on ne peut pas toujours éviter la suppression dans les momens où l'on ôte les lunettes ; d'où résultent alors pour les yeux des affections rhumatiques, catarrhales et même arthritiques, si les sujets sont disposés à cette maladie, affections qui peuvent devenir très-dangereuses pour la vue.

Les appartemens trop éclairés, comme ceux trop sombres, ainsi que les croisées trop closes, sont nuisibles à la vue. Le grand éclat de la lumière éblouit, l'obscurité rend les yeux paresseux, et la vapeur de l'appartement enflamme l'œil. Ainsi tous les matins, et même dans la journée, on donnera de l'air en ouvrant les fenêtres. Le lit doit toujours être placé de manière que la lumière pénètre par derrière ou au moins obliquement, et jamais en face comme le plus grand nombre le pratique. On ouvrira premièrement les rideaux afin que les yeux se préparent à recevoir une lumière modérée, et qu'ils ne soient pas frappés par l'éclat d'une vive lumière et surtout par les rayons du soleil. Evitez les alcôves qui sont des espèces de cachots. Il est vrai que l'on n'est pas toujours à même de choisir sa chambre, notamment quand on est en voyage ; mais il est très-facile de tourner le lit de manière à ce que la lumière ne vienne pas directement en face. On évitera aussi de se frotter les yeux en s'éveillant ; il vaudrait mieux les baigner avec un peu d'eau fraîche ou tiède si les paupières étaient collées ensemble par un amas de chassie. On en fera autant dans la journée si on s'est promené dans un endroit où il se trouvait beaucoup de poussière. L'eau de fontaine ou de rivière la plus pure et la plus froide est le meilleur collyre tonique. L'eau tiède relâche et appelle le sang dans les vaisseaux de l'œil.

Le sommeil a de l'influence sur les yeux. Trop dormir comme de dormir trop peu rougit les yeux. La lumière artificielle de la chandelle vacillante est aussi préjudiciable ;

une lampe est préférable pour les personnes qui sont obligées de lire ou de travailler la nuit. Une lampe couverte d'un globe d'albâtre est moins nuisible que toute autre ; mais la bougie surpasse encore celle-ci. Dans un cabinet d'étude la table à écrire doit être placée de manière que la lumière vienne obliquement et à gauche.

Aujourd'hui le luxe des meubles est très-répandu même dans la classe peu aisée. Les miroirs placés en face des croisées où le soleil fait refléchir la lumière sont très-souvent la cause de légères ophtalmies. Il en est de même des cravates trop serrées qui compriment le cou et font engorger les vaisseaux et affluer continuellement le sang vers la tête. Ce dernier inconvénient arrive aux personnes constipées et à celles qui prennent des alimens difficiles à digérer. En conséquence, on tâchera de tenir le ventre libre autant que possible. L'on sait qu'après les repas on se sent la tête lourde, pesante, on éprouve le besoin de dormir, et l'on est peu disposé au travail ; aussi fait-on mal, lorsque immédiatement après le dîner on force au travail soit son corps, soit son esprit. La meilleure position est de n'être assis ni trop haut ni trop bas ; il faudrait attendre que la digestion fût faite. Après le travail il serait salutaire de donner du repos aux yeux, de leur faire prendre l'air, et de les asperger avec de l'eau fraîche pour donner une nouvelle vigueur à la vue. La promenade surtout à la campagne, après le travail forcé, produit aussi des effets bienfaisans. C'est principalement aux personnes qui ont le malheur d'avoir perdu un œil qu'il importe de ménager celui qui leur reste.

Aujourd'hui on imprime des ouvrages avec des caractères si petits que rien n'est plus funeste à la vue que la lecture de ces impressions. Je ne doute nullement qu'il n'y ait un grand nombre de personnes qui payent journellement ces sortes de plaisirs par l'affaiblissement de leur vue. Un abus que je dois signaler est celui dans lequel tombent des personnes convalescentes qui, pour se distraire, lisent du matin jusqu'au soir; c'est ainsi qu'en récréant leur esprit elles affaiblissent la tête, qui réagit sur la vision. Au contraire, un exercice modéré et agréable, l'aspect des objets champêtres et les plus variés, une nourriture saine et de facile digestion, contribueront au rétablissement de la santé du corps en général.

Les corps étrangers introduits entre les paupières et le globe oculaire irritent ces parties et occasionnent des ophtalmies. Si c'est de la poussière, on lavera de suite les yeux avec de l'eau fraîche; si c'est de la chaux, on les lavera avec du lait ou de l'huile pour neutraliser la qualité corrosive de cette matière; si c'était un corps étranger et dur, tel que les forgerons, les verriers, les bijoutiers et autres sont exposés à en recevoir, il faudra de suite laver les yeux pour pouvoir l'en faire sortir sans les frotter; si l'eau ne l'entraînait pas, il faudrait s'adresser à un chirurgien adroit, qui en ferait l'extraction. S'ils sont implantés sur la cornée transparente ou sur la sétérotique, on devra tenir l'œil couvert pendant quelques jours pour dissiper la légère inflammation qui sera survenue.

OPHTALMIE VARIOLEUSE.

Il existe chez les gens de la basse classe le préjugé que la vaccine occasionne les maux d'yeux, d'oreilles, etc. tandis qu'on voit survenir des accidens sans nombre de la petite-vérole naturelle, et qu'au contraire, lorsqu'il paraît quelque inflammation aux yeux de sujets vaccinés, elle est bien intense et bien moins funeste que chez ceux qui ne l'ont pas été. Je pourrais citer des centaines d'individus qui sont restés aveugles des suites de la petite-vérole, ou du moins qui ont eu des taches et des cicatrices énormes sur la cornée transparente. Ces cicatrices étant le plus souvent sur le centre de cette membrane, gênent beaucoup la vue. Il ne faut pas croire que ce soit un grain de la petite-vérole qui vient sur les yeux comme le croit le vulgaire; c'est pendant la suppuration des boutons véroliques, mais plus souvent encore quand les croûtes commencent à sécher, et même après toute apparence de guérison.

L'ophtalmie vérolique a pour cause le peu de soins qu'on apporte aux enfans atteints de la petite-vérole; on devrait les tenir chaudement pendant la crise, car le froid ne peut qu'opérer une répercussion, et nul doute que les parties les plus délicates, qui sont les yeux, ne se trouvent alors attaquées, et ne commencent à larmoyer; nul doute encore qu'une inflammation plus ou moins intense n'en soit la conséquence. En ce cas il faut baigner les yeux avec de l'eau de rose distillée, ou de plantain, tiède, en y ajoutant un peu de mucilage de gomme arabique; et si l'inflammation augmente on y ajoute une décoction de têtes de pavots, et on a recours à la saignée du bras ou à celle du pied qui serait encore plus avantageuse. Malgré cela, s'il commençait à sortir des paupières une matière purulente, on injecterait alors le collyre styptique que nous indiquerons contre l'ophtalmie des nouveaux-nés. Une diète sévère est de toute rigueur; il n'est pas moins urgent de tenir l'enfant dans un appartement qui ne soit pas trop éclairé, parce que l'éclat de la lumière irriterait et provoquerait le développement de l'inflammation; on changera pourtant l'air dans la journée. On aura soin que la matière puriforme ne séjourne pas entre les paupières et le globe; on doit pousser, plusieurs fois dans la journée, une injection d'eau tiède et aussitôt le collyre styptique. C'est vers le petit angle que l'on fait pénétrer le tuyau de la seringue qui doit être obtus. Quelques bains de pied seront aussi utiles, et au commencement il serait bon de baigner tout le corps pour provoquer la sortie des boutons véroliques. Quand l'état inflammatoire aura cessé, on donnera plus de lumière à l'appartement, on ouvrira les contre-vents et les jalousies pour donner l'air, qui sera un excellent tonique pour la vision.

OPHTALMIE DE NOUVEAUX-NÉS.

Cette ophtalmie se déclare peu de jours après la naissance, les parens de l'enfant ne savent à quoi l'attribuer. Le plus grand nombre des médecins-accoucheurs l'attribuent à la syphilis. Si l'on considère d'abord l'état physique de l'enfant avant la naissance, ne remarque-t-on pas qu'il est enveloppé et plongé dans un liquide tempéré, tandis qu'aussitôt né il est exposé à toutes les impressions extérieures : tous les tissus destinés à protéger et à recouvrir l'œil sont minces, lâches, transparens, toujours humides, d'une grande délicatesse, et favorablement disposés à être irrités, surtout par l'extrême mobilité de leur système capillaire sanguin ; cela rend assez raison de ces phlegmasies, et il ne sera plus permis de douter des causes principales des maux dont les enfans nouveaux-nés sont si fréquemment atteints. L'eau froide baptismale est aussi la cause du développement de ces ophtalmies ; aussi celles-ci sont-elles plus fréquentes en hiver qu'en été, dans le Nord que dans le Midi, ou dans des pays tempérés comme la Flandre et la Hollande.

J'ai habité Lille très-long-temps, et je pourrais en

produire des exemples sans nombre; ma fille aînée, le premier de mes enfans, en a été atteinte. J'étais, lors de sa naissance, à Amiens. Mon épouse me rappela aussitôt, bien que le docteur Latour, son accoucheur, eût cherché à la tranquilliser; heureusement pour mon enfant, que quelques exemples de ce genre avaient eu lieu depuis un an que nous étions mariés, et qu'elle se rappelait les difficultés que me présentait le traitement de ces affections.

Nous venons de dire qu'un grand nombre de médecins attribuent ces ophtalmies à la syphilis ou au moins à un flux *leucorrhéique*, et pensent avec raison que ces dernières affections règnent moins dans les pays chauds que dans les pays froids; il est vrai de dire qu'elles agissent avec moins d'activité : voilà tout. Mais la cause principale des ophtalmies de nouveaux-nés est le froid auquel les parens et les gardes des enfans les exposent dès les premiers jours de leur naissance, comme aussi à l'action de la lumière et à l'atmosphère froide et humide; chaque rayon de lumière occasionne sur leurs tendres yeux une irritation continuelle.

Le père, la grand'mère, les voisins désirent d'examiner le nouveau-né; et pour s'assurer à qui il ressemble le plus on le porte près d'une fenêtre ou dans un endroit très-éclairé : l'innocent jette des cris outre-mesure, et ces curieux imprudens ne réfléchissent pas à l'irritation que la lumière et le froid produisent sur le malheureux, à tel point qu'une rougeur du globe oculaire et un gonflement considérable des paupières, qui laissent échapper une sérosité purulente, jaunâtre, augmentant chaque jour, l'organe de la vision est bientôt détruit si l'on n'y porte un prompt remède. On se demande avec étonnement comment un enfant né de parens sains peut être déjà tourmenté si jeune par l'acrimonie des humeurs? En voici encore une des causes principales, c'est que la plupart des accoucheuses en nettoyant le corps du nouveau-né, avec de l'eau chaude ou tiède, n'ont pas la précaution de l'essuyer aussitôt; l'enfant se refroidit, et le froid exerce son action sur les parties les plus délicates, savoir, les yeux et souvent les oreilles; aussi le plus grand nombre des surdités de l'enfance sont dues à cette cause. On doit en être encore plus convaincu lorsqu'on sait que le plus grand nombre des ophtalmies dont les adultes sont attaqués ont pour cause des stimulans extérieurs. Ainsi les parens doivent éviter ces causes s'ils ne veulent pas que leurs enfans en soient victimes. Il n'est pas d'ophtalmie, si on excepte la vénérienne, qui fasse autant de progrès dans peu de temps, et qui détruise plus promptement l'organe visuel, que l'ophtalmie chez les nouveaux-nés.

Voici le traitement de cette ophtalmie; aussitôt qu'elle se manifeste, on doit ne pas trop remplir l'estomac de l'enfant; il faut le purger avec du sirop de chicorée ou de pêche, lui bassiner les yeux avec une décoction de têtes de pavots (*).

(*) Quand la matière puriforme commencera à s'écouler, on fera usage du collyre ci-après, en injectant plusieurs fois dans la journée les paupières avec une seringue, pour en faire sortir le pus, et empêcher qu'il ne séjourne entre le globe oculaire et les paupières; je dois avertir que ce collyre tache le linge, tellement que la lessive ne peut en faire disparaître les taches.

R. Sulphatis cupri, bol armeni, de chaque . . . une once.
Camphores . . . . un gros.

Réduire le tout en poudre fine, et on jettera dessus une demi-livre d'eau bouillante, que vingt-quatre heures après on filtrera.

MANIÈRE DE SE CONDUIRE POUR SE CONSERVER EN BONNE SANTÉ.

C'est dans le but de maintenir ou d'améliorer la position sanitaire que nous rappellerons les résultats de l'expérience sur ce sujet, et que nous chercherons à les tenir en garde contre des imprudences qu'on est trop souvent tenté de commettre dans une année d'abondance et dans une saison chaude et variable, qui prédispose au trouble des fonctions de la peau.

L'influence puissante qu'exercent les variations de température sur le développement des maladies et la variabilité même de climat, doivent porter d'abord notre attention sur les moyens d'éliminer la cause de ces affections. — En règle générale, il faut les combattre en ne remplaçant qu'avec prudence en été, par des étoffes légères, les vêtemens chauds qu'avait réclamés une saison plus froide. On peut même établir en principe que dans les pays chauds comme dans les saisons chaudes la forme seule des vêtemens doit varier et non leur nature. Toujours composés d'étoffes plus ou moins chaudes, s'ils sont plus étroits et fermés en hiver, ils devront, en été, être larges et ouverts autour des bras. Sous ce rapport, l'usage des manteaux, qui est fort répandu dans les pays chauds, est également applicable chez d'autres dans les soirées d'été et par les temps variables. Il ne faut point négliger cette précaution pour les personnes délicates, sujettes au rhumatisme, dont l'estomac ou les intestins sont irritables, et les fonctions de la peau actives. Chez elles le port de la flanelle sur la peau est surtout indiqué sous forme de ceinture, et de manière à garantir les reins et le ventre, régions du corps sur lesquelles l'influence du froid porte spécialement en été. — Les chapeaux et les schakos de feutre sont nuisibles dans les saisons chaudes et au soleil. Ce genre de coiffure étant par la nature de son tissu imperméable à la transpiration qui s'élève de la tête, il s'établit une espèce de bain de vapeur autour de cette partie, le sang s'y porte, et la peau du crâne devient beaucoup plus susceptible d'être impressionnée par le froid. Les chapeaux ou les casquettes dont le tissu est tressé en paille, bois, joncs, baleine ou crin, et ceux fabriqués avec des étoffes, sont donc préférables pour la santé. — Les cravates serrées chez les hommes, en gênant la circulation de la tête ou du cou, et les corsets étranglés chez les femmes, en agissant de même sur le ventre et sur la poitrine, ne sont point étrangers, quoique indirectement, à quelques accidens de la saison. — Il faut éviter les courans d'air frais, surtout lorsque le corps est inactif et qu'on transpire avec facilité, le repos à l'ombre et dans un lieu humide après un exercice violent, le sommeil dans des appartemens ouverts, surtout après le repas et pendant la nuit. L'humidité et le froid des pieds doivent être prévenus soigneusement par un changement fréquent de chaussure, par l'usage, dans les temps pluvieux, de socques, de sabots ou de claques et de bas de laine; enfin, par l'emploi de frictions sèches, répétées sur les jambes, et de bains de la plante des pieds, courts, chauds et rendus irritans à l'aide du sel, de la moutarde, des cendres, du vinaigre, etc. etc. etc. — On doit également se tenir en garde, lorsqu'on est échauffé, contre l'abus de boissons froides et de la glace à l'intérieur, et contre l'administration imprudente des bains froids après les repas ou à la suite d'une émotion pénible de l'ame; ces bains ne seront pas trop prolongés, et on aura soin, en en sortant, de favoriser la réaction de la peau, à l'aide de l'exercice ou de frictions. Plus les bains seront froids, plus on sera prudent en les employant en été, et souvent alors les simples immersions et les douches en nappe ou en pluie seront préférables. L'addition dans l'eau du bain d'une quantité modérée de sel, d'aromates ou de spiritueux, contrebalance jusqu'à un certain point, dans ces cas, l'influence débilitante du froid. — Les bains et les demi-bains chauds ou tièdes, ainsi que les bains de vapeur, pris avec les précautions nécessaires pour éviter la congestion du sang à la tête et le refroidissement consécutif du corps, rentrent dans le traitement préventif, lorsqu'il existe une prédisposition individuelle à l'inertie de la peau. — Les arrosemens et les lavages fréquens, pratiqués en été, soit à l'extérieur, soit à l'intérieur des maisons et à l'ombre, présentent de graves inconvéniens lorsqu'ils favorisent un abaissement local de température, en contraste avec la chaleur des rayons du soleil.

La régularisation du régime est une condition non moins importante que celles qui précèdent pour prévenir les maladies de la saison. — Et d'abord la nourriture devra être moins abondante pendant les temps chauds et secs, que lorsque la température sera basse et variable; on évitera de faire des repas trop copieux après une fatigue prolongée ou avant un travail forcé, physique ou intellectuel, et on réglera le nombre des repas, plutôt sur la facilité avec laquelle on digère, que sur des habitudes fixées d'avance invariablement, sans cependant troubler la régularité de l'heure des repas. — Dans le choix des alimens on évitera, autant que possible, les légumes de difficile digestion et venteux, tels que pois, haricots, lentilles, choux, raves, carottes, courges, etc. ou si l'on en fait usage, on les mangera en petite quantité, sous forme de purée, et combinés toujours avec du bouillon de viande et des aromates. On sera de même très-modéré dans l'usage des légumes crus en salade, surtout de la salade de concombres, et on aura soin d'y ajouter une forte proportion de sel et de poivre. Les fruits crus, acides, tels que groseilles, framboises, etc., et les fruits sucrés dont la pulpe est mucilagineuse, tels que fraises, melons, prunes, abricots, pêches, etc., sont particulièrement nuisibles lorsqu'on en fait excès, qu'on les mélange avec des viandes ou des pâtes grasses feuilletées, et qu'on néglige d'y ajouter des aromates, tels que cannelle, girofle, gingembre, muscade, etc. etc.; l'addition du sucre et du vin ne saurait remplacer l'utilité de ces substances aromatiques. Quant aux autres fruits, ils sont moins à redouter, mais ils doivent être bien murs ou mangés cuits avec des aromates, etc. en faisant un repas séparé, celui du soir, par exemple. — Les viandes entreront en proportion moindre dans le régime de l'été que dans celui de l'hiver; on choisira de préférence celles des animaux adultes, rôties plutôt que bouillies, les parties charnues plutôt que celles tondineuses, le maigre plutôt que le gras; les viandes salées, telles que le bœuf salé, le maigre de jambon fumé et salé, les poissons salés, tels que les anchois, les harengs, etc. etc.; pour les estomacs délicats, les cervelles, les jeunes volailles, le gibier, le poisson frais, etc. etc.; lorsqu'il existe quelque irritation de l'estomac, les pieds de veau et de bons bouillons de viande aromatisés. — Le maigre de porc frais, mangé froid, n'est point contre-indiqué; mais les chairs de canard et d'oie ne sauraient être conseillées. Ajoutons que la manière de couper les viandes n'est pas chose indifférente, et que plus les tranches seront minces et dirigées en travers des fibres, plus leur digestion sera facile. — Les graisses, surtout les suifs de mouton, de chèvre, etc., le beurre, les fritures, les pâtes feuilletées, les sauces, sont en général nuisibles. Les œufs cuits dur ou fris à la poêle sont fort indigestes, tandis que ces mêmes œufs crus, battus en neige et aromatisés, ou mangés à la coque, constituent un aliment très-sain. Pour les soupes blanches, le riz et la semoule sont préférables au gruau d'avoine et au maïs, qui s'aigrissent promptement. — Le lait pris en trop grande quantité dans les temps chauds, qu'il soit pur ou combiné avec d'autres substances, est souvent une cause de dérangement des fonctions de l'estomac; l'usage de la crême, des fromages frais ou des fromages gras, produit des effets semblables; les fromages en décomposition, tel que celui connu chez nous sous le nom de *persillé*, sont moins à redouter. — Le sucre, les sirops et les bonbons, surtout ceux qui sont combinés à des graisses, des huiles, des amandes, etc., favorisent les aigreurs chez les personnes dont l'estomac est délicat, et par conséquent ne doivent être pris qu'avec modération; il en est de même du miel et de ses préparations. — Le sel, nous le répétons, ainsi que les aromates, sont des assaisonnemens préférables lorsque l'irritation des organes digestifs ne les contre-indique pas. — Les boissons aqueuses pures, employées avec excès pendant les chaleurs, augmentent la faiblesse de l'estomac et excitent des sueurs abondantes. Il faut donc n'en faire usage qu'avec modération, les choisir fraîches, et les combiner plutôt avec des astringens, des aromates, l'anis en particulier, de légers amers, tels que la sauge, la camomille, etc. ou avec de faibles proportions de spiritueux, tels que l'anisette, la teinture de gingembre, etc. avec le thé ou le café sous forme d'infusions. Le thé froid, dont l'action est astringente, calme les nerfs plutôt qu'il ne les irrite, et favorise le sommeil chez plusieurs personnes (*); le café froid a de plus l'avantage de combattre les congestions du sang à la tête dans les temps chauds et lourds. La température tiède des boissons aqueuses augmente l'action débilitante de l'eau, et une température plus élevée excite le système nerveux en faisant porter le sang à la tête. Les spiritueux et les vins capiteux, bus sans être mélangés d'eau, produisent dans les chaleurs ce dernier effet, et prédisposent aux inflammations. Les boissons acides, telles que les limonades simples ou gazeuses, l'eau de groseille, etc. sans addition d'aromates, les vins acides, les boissons en fermentation, telles que la bière et le cidre, prises avec excès et froides, après les repas et pendant les chaleurs, sont une cause fréquente d'accidens. Les boissons connues ici sous le nom d'*eau de Seltz factice* et d'*eau de Soude*, sont par contre d'un usage salutaire. La *bière de Gingembre*, boisson anglaise introduite dans nos villes, est également agréable et sans inconvénient.

CONCLUSION.

Nous finirons par dire de ne pas se fier à toutes ces bonnes femmes qui conseillent tels ou tels autres remèdes; mais bien de s'adresser à un oculiste bien instruit, chose assez rare à la vérité, car il en existe beaucoup qui usurpent ce nom, qui savent tout hors ce qu'ils ignorent, et dont les villes et les bourgs fourmillent, malgré la loi de l'an XI. Il est vraiment honteux pour une nation qui est la

(*) Le sommeil n'a pas moins d'influence sur la santé du corps et des yeux, soit qu'on dorme trop ou pas assez.

plus instruite de l'Europe, de voir tant de charlatans. *Si œger vult decipi decipiatur*. Si on voulait citer tous les charlatans politiques, ils seraient en plus grand nombre que les autres.

Malgré tout ce que nous venons de dire contre les lunettes, nous ne doutons pas que le plus grand nombre ne continue à en faire usage : tel est l'empire de l'habitude. Il serait peut-être utile que le gouvernement veillât sur un article important de la santé oculaire, je veux dire sur la fabrication des mauvaises lunettes. Je sais que par-là je m'attire l'animadversion des vendeurs de lunettes; mais, touché du triste sort d'un grand nombre de victimes qui m'ont consulté et qui avaient été réduites à une extrémité telle qu'elles ne pouvaient plus trouver de lunettes convenables, je n'ai pas hésité à m'élever contre un tel usage; l'humanité seule a été mon guide.

La crainte de fatiguer nos lecteurs nous engage à terminer ici des détails minutieux en apparence et très-souvent répétés, mais dont l'utilité nous paraît réelle.

FLUIDE PHILOPTIQUE

CONTRE LA FAIBLESSE DE LA VUE.

R. bals. fiorav.
Aq. coloniens.
— lucii.
— cinam.
— meliss.
Tinct. myrrh.
Spirit. vol. aromat. oleos.
Spirit. sal. ammoniac.

PROPRIÉTÉS.

Ce remède convient aux personnes qui ont la vue faible, usée ou dont la sensibilité est diminuée : il convient lorsqu'il y a torpeur ou simple diminution de la vue, ainsi qu'on l'observe à la suite de veillées prolongées, d'un travail assidu des organes de l'intelligence, ou de l'attention long-temps fixée sur des objets petits et éclairés. Les professions d'horloger, de bijoutier, de cuisinier, de forgeron, de boulanger, verrier, faïencier, faucheur, laboureur, enfin toutes celles qui exposent les yeux à une lumière vive ou aux rayons d'un soleil ardent, déterminent fréquemment des maladies d'yeux qui exigent l'emploi du nouveau spécifique.

Les lésions de l'organe de la vision se rencontrent encore chez les individus qui ont habituellement la tête baissée, le cou trop serré ou l'abdomen comprimé ; tels sont les tailleurs, les cordonniers, etc. ; enfin on les observe chez les personnes qui font habituellement usage des liqueurs spiritueuses, chez celles qui sont sujettes à la constipation, aux indigestions ; aux irritations gastriques, chez celles qui font abus des plaisirs vénériens ou qui se livrent à la pernicieuse habitude.... dont parle *Tissot*, et M. A. Petit. (Voy. *Onan*, ou *Tombeau du Mont-Cindre.)*

La goutte, les rhumatismes, l'hypocondrie, les émotions morale vives, la colère, l'envie, l'avarice, l'ambition, etc. ; les douleurs vives de la tête *(céphalagie, migraine)* déterminent assez souvent la paralysie de l'organe de la vue ou des nerfs ciliaires : alors se manifestent l'*amaurose* ou *goutte sereine*, l'*héméralopie*, la *nyctalopie* et l'immobilité de l'iris.

Après un usage peu prolongé de ce remède, tous les accidens disparaissent, et on cesse assez souvent de faire usage des lunettes, preuve convaincante de l'efficacité de cette liqueur. Jamais, peut-être, remède n'a mérité plus justement l'épithète de *spécifique :* la réputation qu'il s'est acquise en France et chez l'étranger le met désormais au rang des moyens les plus précieux que possède l'art de guérir.

L'enthousiasme unanime de tous ceux qui en ont fait usage, les essais multipliés et toujours plus positifs qu'en ont faits les médecins les plus distingués de la capitale, qui, tous les jours, l'emploient dans leur pratique ; enfin, l'approbation de plusieurs oculistes, justement célèbres, qui sont convenus de sa supériorité incontestable sur tous les ophtalmiques connus et employés, n'ont pas peu contribué sans doute à sa célébrité accréditée encore par les journaux. Le nombre considérable de dépôts que nous avons formés en France, celui bien plus grand qui nous est demandé des différentes parties de l'Europe, enfin les envois considérables que nous faisons dans les diverses contrées du Nouveau-Monde, justifient suffisamment la réputation que ses rares propriétés lui ont méritée, et que des milliers de consommateurs attesteraient s'il était besoin de preuves.

USAGE.

Ce remède est composé de substances très-actives, aussi on ne l'emploie qu'en vapeur. On laisse tomber quelques gouttes dans le creux de la main, que l'on frotte l'une contre l'autre, et aussitôt on les porte devant les yeux ou l'œil malade, pour que la vapeur fasse larmoyer abondamment, ce qui réveille et augmente l'activité des parties nerveuses languissantes de l'œil et favorise les mouvemens de nutrition, d'absorbtion dans le globe oculaire (1). Lorsque les malades voient mieux à un jour faible, et que l'œil est blessé par une grande lumière, cela dépend d'une exaltation de la sensibilité des parties de l'œil, d'un excès de vitalité; il faut, avant d'employer le remède, avoir recours à un traitement antiphlogistique. On pourra aussi employer ce remède en friction sur l'arcade surciliaire et sur les paupières en cas de relâchement de ces parties (2).

Il est impossible de faire tous les éloges que ce remède mérite dans de pareilles affections. Nous engageons les médecins à en faire l'essai, pour se convaincre de son efficacité.

---

(1) On aura soin de boucher aussitôt le flacon, crainte d'évaporation, ce qui ferait perdre une partie de la force du remède.

(2) Lorsque la vapeur monte dans le nez, l'efficacité du remède, loin d'être diminuée, s'en trouve accrue.

Specifico contra la vista debilitada.

Su eficacidád. Ningun remedio nunca ha existido, que mereciera mas justamente el epiteto de *specifico*. La celebridad que sus efectos beneficos le han adquirido en Francia y otros paises, le han hecho conocer como uno de los mas preciosos remedios, que haya jamas poseido el arte de la medicina.

Uso. Se usa en forma de vapor, poniendo algunas gotas, en la mano, traendola delante de los ojos, sin tocarlos, uno o dos minutos.

Specifico contra la debilita della vista.

La giusta riputazione che questo remedio ha acquistato, l'ha fatto annoverare fra i più preziosi *specifici*. I medici di questa capitale, quelli di tutta l'Europa che se ne servono quotidianamente, e l'amministrano a coloro che da essi ricorrono sono testimonj irrefragabili dell'efficacità di questo prezioso rimedio.

Usò. Si usa in vapore, mettendo qualche gotta nella mano, è subito portarla davanti agli occhi, che lagrimano abondantamente, uno ò due minuti.

Specific being à powerful antidote against weakness of the eye.

Its Efficacy. There never perhaps existed any remedy which deserved more justly the Epithet of *Specific*. The celebrity which it has acquired in France and in other countries, has made it known as one of the most precious remedies of the ars of curing.

Make use only of the vapour of this remedy, which ist composed of strong and powerful substances. Put some few drops in the palm of the hand, rubbing it carrefully with the other, hold it up then near to the sore eye, in order to make it shed tears during one or two minuts.

Eigenschaft. Nie hat vohl ein mittel mehr den namen der unfehlbarkeit verdient, den ruf, den es sich bereits schon in Frantreich und dem ruslande esvorben, erheben es über die vorzuglichsten bis jetzt in der eigen thumlich bekannten ahnlichen mitteln.

Da dieses heilmittel aus starken theilen zusammen gesetzt ist, so darf man nur dessen dunst gebrauchen. Man fallen einige tropfen davon in die hand verreibe sie mit der andern, und halte sie sodann an das kranke auge bis dasz zvey minuten lang thränen daraus fliessen.

Nota. Ce remède se trouve tout composé chez l'auteur, rue St-Lazare, n° 130, Chaussée-d'Antin, et chez les pharmaciens ci-après, dont ils sont les dépositaires.

LISTE GÉNÉRALE

DES PHARMACIENS ET AUTRES CORRESPONDANS QUI ONT EN DÉPÔT (1) CE REMÈDE TOUT PRÉPARÉ.

PARIS. — Pentaguime, pharmacien, rue Neuve-Sainte-Croix, n. 12.

AIN.

Bourg.	Martinet.
Belley.	Martin.
Nantua.	Cabanet.
Pont-de-Vaux.	Martel.
Trévoux.	Damptin, lib.

AISNE.

St-Quentin.	Lebret.
La Fère.	Flavignon.
Chauny.	Lecœiulhet.
Vervins.	Mallo.
Bohain.	Fouqué.
Château-Thierry.	Laurent.
Guise.	Claro.
Laon.	Vaudin.
Soissons.	Potier.

ALLIER.

Ganat.	Sauvage.
Cusset.	Battilliat.
Montluçon.	Cartier.
Moulins.	Merrié.
Palisse (la).	Carry, libr.
St-Porchain.	Meunier.
Vichy.	

ALPES (BASSES-).

Sisteron.	Robert.
Digne.	Hugues.
Barcelonnette.	
Castellanne.	
Forcalquier.	

ALPES (HAUTES-).

Briançon.	Chancel.
Embrun.	Chapuzet.

ARDÈCHE.

Privas.	Vergne.
Argentières.	Amblard.
Aubenas.	Maurin.

ARDENNES.

Givet.	Cambien.
Sedan.	Barbet.
Rethel.	Lorphelin.
Mézières.	Cassan.
Rocroi.	Sohet fils.

AUDE.

Limoux.	Ay.
Carcassonne.	Boussaguet.
Chalabre.	Malleville.
Castelnaudary.	Roux.
Narbonne.	Barthe.

AUBE.

Bar-sur-Aube.	Simon.
Bar-sur-Seine.	Melvost, imp.
Troyes.	Delaporte.
Arcy-sur-Aube.	Martin.
Nogent-sur-Seine.	

(1) MM. les pharmaciens qui n'ont pas encore ce dépôt peuvent s'adresser à l'auteur, rue St-Lazare, n° 130, Chaussée-d'Antin, à Paris.

AVEYRON.

Rodez.	Dejean.
Villefranche.	Vernhes.
St-Afrique.	Vernhet.
Milhau.	Guy.

BOUCHES-DU-RHONE.

Marseille.	Tumin.
Tarascon.	Perrin.
Arles.	Aimé Dumas.
Aix.	Icard.
Beaucaire.	Demery.
Ste-Foy.	Labrunie.

CALVADOS.

Caen.	Guérin.
Lizieux.	Mondechard.
Falaise.	Marolle.
Bayeux.	Aubré.
Vire.	Fertu.

CANTAL.

Chaudes-Aigues.	Leverdier.
Aurillac.	Beygues.
Maurillac.	Deydier.
St-Flours.	Bareyer, imp.

CHARENTE.

Cognac.	Thaumur.
Angoulême.	Hillairet.
Barbezieux.	Bassuot.
Ruffec.	Lapeyré.

CHARENTE-INFÉRIEURE.

Larochelle.	Corizeau.
Saintes.	Maitlethard.
Marennes.	Nourry.
Jonsac.	Bacheron, orf.
Rochefort.	Masseau.
Marans.	Fleury.
Miranbeau.	Allain, R.
Montendre.	Villefumade.
Pons.	Poste aux let.

CHER.

Bourges.	Godin.
Vierzon.	Escallier.
Mareuil.	Facill.
St-Amand.	Dubreuil.
Sancerre.	Boiran-Gilles.

CORRÈZE.

Brives.	Lafosse.
Tulle.	Rainaud.
Uzerche.	Eyssartier.
Usses.	Rigaudie.

CORSE.

Porto-Vecchio.	A. Philippi.
Ajaccio.	Courand.
Calvitz.	Canoppo.
Bonifaccio.	Scamorione.
Bastia.	Allessandri.

COTE-D'OR.

Dijon.	Voituret.
Auxonne.	Gastinel.
Beaune.	Barberet.
Nuits.	Lévêque.
Seure.	Tisy.
Arnay-Leduc.	Niellon.
Châtillon-sur-Seine.	Ve. Goutard.
Mirebeau.	B. pos. aux let.
Poligny.	*Idem.*

COTES-DU-NORD.

St-Brieuc.	Lagadec.
Lannion.	Darnal.
Lamballe.	Bataisle.
Dinant.	Robert.
Loudéac.	Vve. Conaut, épicière.
Guimgamp.	Aldebert.

CREUSE.

Aubusson.	Pepin.
La Souterraine.	Dardaune.
Guéset.	Gaillard.
Boussac.	B. pos. aux let.
Bourganeuf.	*Idem.*

DORDOGNE.

Nontrom.	Quegroy.
Bergerac.	Gardet.
Tarrasson.	Lepeyre.
Riberac.	Rouchaux.
Périgueux.	Moulins.
Sarlat.	Dauriac.

DOUBS.

Pontarlier.	Roland.
Besançon.	Defosse.
Beaume-les-Dam.	Marchand.

DROME.

Valence.	Accarie.
Montélimart.	Bonnet.
Nions.	Chauvet.
Diez.	Breynat.

EURE.

Louvier.	Collibœuf.
Bernay.	Lebienvenu.
Bouchessar.	Duval.
Evreux.	Bottigny.
Verneuil.	Poste aux let.
Pontaudemer.	Malerbe.
Vernon.	Cabaret.
Pont-de-l'Arche.	B. pos. aux let.
Andelys.	Lamer.
Bryonne.	Morin.
Gisors.	Lucas.

EURE-ET-LOIR.

Chartres.	Amy.
Nogent-le-Rotrou.	Boudouin.
Dreux.	Marc.
Châteaudun.	Bidat.
Maintenon.	Poste aux let.

FINISTÈRE.

Quimper.	Fatou.
Morlaix.	Monjot.
Brest.	Freslon.
Châteaulin.	Poste aux let.
Landerneau.	Hébrard.
Landivisiau.	Poste aux let.
Quimperlé.	Lion, libraire.

GARD.

Nîmes.	Buisson-Jarras
Vigan.	Commeiries.
Alais.	Bourgogne.
Pont-St-Esprit.	Mermet.
Beaucaire.	Demery.
Uzès.	Gandin.
Vigan.	Brun.

GARONNE (HAUTE-).

Toulouse.	Campagne.
Moutrejeune.	Larrieux.
Muret.	Lay.
Revel.	Molles.
St-Béat.	Marchand.
St-Gaudens.	Tajan.
Villefranche.	Molles, impr.

GERS.

Auch.	Boubée.
Mirande.	Bonpunt.
Condom.	Manas.
Lomber.	

GIRONDE.

Bordeaux.	Mancel.
Bazas.	Poste aux let.
Blaye.	Coriveau.
Cadillac.	Bonnefoi.
Laflèche.	Guettier.
La Réole.	Sœurs de la Charité.
Lespare.	Poste aux let.
Libourne.	Tronche.
Montségur.	Vigne, libr.
Royan.	Poste aux let.
St-André-de-Cubzac.	Poste aux let.

HÉRAULT.

St-Chinian.	Pages.
Montpellier.	Borries.
Beziers.	Labeilhe.
Ganges.	Durand.
Bédarrieux.	Rouvière.
Cette.	Benezech.
Lodeve.	Poste aux let.
Lunel.	Menard.
Pezenas.	Daumas, lib.

ILLE-ET-VILLAINE.

Rennes.	Fleury.
Fougères.	Heude.
Vitré.	Morel.
St-Malo.	Besnou.
La Guerche.	Barbedette.
Redon.	Stenry.
St-Servan.	Fontaine.

INDRE.

La Châtre.	Legros.
Argenton.	Pepin.
Blanc.	Courtin.
Châteauroux.	Peyrot.
Valançay.	Dablet Ledoux
Blanc (le).	Bergeron
Busançois.	L. Bouillon.
Châtillon-sur-Indre.	Poste aux let.
Issoudun.	Bodier.
Vaton.	Poste aux let.

INDRE-ET-LOIRE.

Tours.	Margueron.
La Guerche.	Barbedette.
Chinon.	Guepin.

Bourgueil.	Jardin.
Châteaurenard.	Delaunay.
Loches.	Pousset.
Richelieu.	Poste aux let.

ISÈRE.

Grenoble.	Camin.
Bourgoin.	Brossard.
St-Marcelin.	Baboux.
St-Symphorien.	Chavaut aîné.
Tour-du-Pin.	Brossat.
Vienne.	Guérin.

JURA.

Lons-le-Saulnier.	Boussaud.
Salins.	Roch.
St-Claude.	Gérillard.
Dôle.	Le Coynet.

LANDES.

Mont-de-Marsan.	Bergeron.
Dax.	Meyrac.
Roquefort.	Poste aux let.
St-Sever.	Castaing.
Tartas.	Lafond.

LOIR-ET-CHER.

Blois.	Rossignol.
Vendome.	Bourgogne.
Romorantin.	Buzelin.
Montdoubleau.	Poste aux let.
Mortains.	*Idem.*
Montrichard.	Daret.
Selles-sur-Cher.	Poste aux let.

LOIRE.

St-Etienne.	Couturier.
Roanne.	Labor.
Rive-de-Gier.	Gujot.
Montbrison.	Bernard, imp.

LOIRE (HAUTE-).

Brioude.	Heraud.
St-Didier.	Formay.
Puy.	Joyeux.

LOIRE-INFÉRIEURE.

Nantes.	Saillant, pl. Graslin.
Ancenis.	Hautreux.
Châteaubriand.	Duval.
Guerande.	Parmentier.
Paimbœuf.	Duchêne.
Savenay.	Poste aux let.

LOIRET.

Beaugency.	Poste aux let.
Châteauneuf.	Moreau.
Gien.	Guillemenot.
Montargis.	Jouan-Brusy.
Patay.	Brusse et Bidot
Pithiviers.	Machard.
Sully.	Poste aux let.
Orléans.	Paques.

LOT.

Figeac.	Delclaux.
Gourdon.	Cabanes.
Villeneuve.	Caldy et Chairon.
Cahors.	Baldy.

LOT-ET-GARONNE.

Agen.	Pons.
Nérac.	Ricard.
Mézin.	Laplaine.
Tonneins.	Artaud aîné.
Villeneuve-d'Agen.	Caldy, libr.

LOZÈRE.

Mende.	Marcé.
Florac.	Poste aux let.
Marvejols.	*Idem.*

MAINE-ET-LOIRE.

Saumur.	Toucher.
Beaugé.	Courteau-Moreau.
Chollet.	Caternault.
Angers.	Guérinaut.
Beaufort.	Poste aux let.
Beaupreau.	Bontemps.
Doué.	Poste aux let.
Ségré.	Lavielle.

MANCHE.

Carenton.	
Pontason.	Reverdy, imp.
Avranches.	Hardy-des-Alleurs.
Coutances.	Devaux.

St-Lô.	Doray.
Cherbourg.	Godefroy.
Valogues.	Salles.
Villedieu.	Besnou.
Granville.	Orange.

MARNE.

Sésanne.	Lecomte-Simon.
Epernay.	Leclerc.
Menehoud (Ste-).	Poste aux let.
Reims.	Jolicœur.
Montmirail.	Vinet-Buisson.
Châlons.	Martin, imp.
Dormans.	Fournier.
Vitry-le-Français.	Leroux.

HAUTE-MARNE.

Joinville.	Post. aux let.
St-Dizier.	Deslaurier.
Vassy.	Lerouge, imp.
Langres.	Rebilly.
Chaumont.	Renard.
Bourbonne-les-Bains.	Rezu.

MAYENNE.

Craon.	Mercier.
Ernée.	Clouard.
Mayenne.	Chevrinais.
Laval.	Mulot.

MEURTHE.

Toul.	Toussaint.
Nancy.	Suard.
Château-Salins.	Rossignol.
Lunéville.	Berbain.
Vic.	Leclerc.
Sarrebourg.	Mariatte.
Phalsbourg.	Réer.
Pont-à-Mousson.	Daunou.

MEUSE.

Bar-le-Duc.	Piquot.
Verdun.	Tristan.
Stenay.	Villet.
Montmédy.	Guyot.
Commercy.	Vve. Laforet.
Etain.	Chalé.
St-Mihiel.	Dupont.

MORBIHAN.

Vannes.	Mauricet.
Hannebon.	Bermond.
Lorient.	Garnier.
Josselin.	Blanché.
Ploermel.	Chesnot.
Pontivy.	Martel.
Port-Louis.	Post. aux let.

MOSELLE.

Metz.	Dessertenne.
Briey.	Guipon.
Bitch.	L. Clément.
Forbach.	Deve.
Ste-Avold.	Plessy.
Sarreguemines.	Barth.
Thionville.	Perron.

NIÈVRE.

Nevers.	Bourgeot-Mérisot.
Château-Chinon.	Post. aux let.
Clamecy.	Chevalier.
Cosne.	Gordet, libr.

NORD.

St-Amand.	Pluchart.
Armentières.	Battez.
Avesnes.	Buisseret.
Bassée (la).	Poulet.
Bergues.	Boedt.
Bouchain.	Droussard.
Bourbourg.	Poste aux let.
Cambray.	Bouquet.
Cassel.	Post. aux let.
Château-Cambresys.	Laurent.
Condé.	Deschamps.
Gravelines.	Lefur, épic.
Hazebrouck.	Huissen.
Merville.	Post. aux let.
Orchies.	*Idem.*
Quesnoy.	Rigolet.
Turcoing.	Fontaine.
Lille.	Marçay.
Maubeuge.	Maillard.
Douay.	Coqueau.
Estains.	Souine.
Marchiennes.	Largilières.
Valenciennes.	Branche.
Bailleul.	Verthey-Lewegne.

Landrecy.	Lambert.
Roubaix.	Beghin.

OISE.

Chantilly.	Hérault.
Clermont.	Tirolles.
Noyon.	Lequeu.
Pont-St-Maxence.	Puyen.
Senlis.	Boniface.
Beauvais.	Larsoneur fils.
Compiègne.	Baudequin.
Méru.	Groux.

ORNE.

Laigle.	Cousin.
Alençon.	Desnos.
Domfront.	Delente.
Argentan.	Laîné.
Tinchebraye.	Guerard.
Mortagne.	Dupont.
Seez.	Latour, libr.

PAS-DE-CALAIS.

Bapaume.	Piquot.
Boulogne.	Betancourt.
Hesdin.	Douvergne.
Marquise.	Pastel.
St-Omer.	Delhaye.
St-Paul.	Capron.
Samer.	Post. aux let.
Calais.	Boudron.
Arras.	Brejeau.
Aire.	V. Duquesne.
Guignes.	Griffon.
Dunkerque.	Stivel.

PUY-DE-DOME.

Clermont-Ferrand.	Aubergien.
Issoire.	Rivière.
Riom.	Barse.
Ambert.	Croset.
Thiers.	Dufraisse.

PYRÉNÉES (BASSES-).

Mauléon.	Lagarde.
Oleron.	Piusan.
Pau.	Bras et Bidot.
St-Jean-de-Luz.	Rambaud.
St-Jean-pied-de-Port.	Post. aux let.
Bayonne.	Lebœuf.
Orthez.	Maignes.

PYRÉNÉES (HAUTES-).

Argelles.	Casenave.
Barèges.	Post. aux let.
Cauterets.	*Idem.*
Robastins.	Mad. Zoagli.
Tarbes.	Bourriof.
Bagnères-de-Bigorre.	Lavigne.

PYRÉNÉES-ORIENTALES.

Perpignan.	Fadié.
Prades.	Coder.

RHIN (BAS-).

Haguenau.	Laurent.
Saverne.	Beaumanne.
Schélestadt.	Felsen-Mayer.
Strasbourg.	Kauffman, rue de la Mésange.

RHIN (HAUT-).

Altkirch.	Gauts.
Mulhausen.	Claude.
Neufbrisach.	Post. aux let.
Colmar.	Duchampt.
Belfort.	Parisot.

RHONE.

Lyon.	Mouchon fils.
Rive-de-Gier.	Guyot.
St-Genis-Laval.	Post. aux let.
Tarare.	Turin.
Villefranche.	Barnier.
Beaujeu.	Gelin.
Ste-Foy.	Abrunie.

SAONE (HAUTE-).

Gray.	Maillard.
Lure.	Gentil.
Vesoul.	Richelet.
Jussey.	Guyot.
Luxeuil.	Drahon.

SAONE-ET-LOIRE.

Bourbon-Lancy.	Post. aux let.
Châlons.	Suchet.
Charolles.	Simonin, libr.

Mâcon.	Martin.
Tournus.	Munier.
Autun.	Cosserel.

SARTHE.

Bonnetable.	Letrone.
Fresnay.	Livet.
Lachartre.	Post. aux let.
La Flèche.	Guettier.
Le Mans.	Blin.
Mamers.	Yron.
Sablé.	Enjeubeault.
St-Calais.	Heurtebise.

SEINE.

St-Denis.	Simon.
Sceaux.	Lemaire.
Bourg-la-Reine.	Post. aux let.

SEINE-ET-MARNE.

Corbeil.	Vve. Gelat.
Dannemarie.	Post. aux let.
Ferté-sous-Jouarre (la).	Vary.
Fontainebleau.	Pignot.
Lagny.	Lesueur.
Meaux.	Lugan.
Melun.	Leconte fils.
Montereau.	Post. aux let.
Mormant.	*Idem.*
Nangis.	Ve. Bertel, ép.
Nemours.	Costel.
Provins.	Bellanger.
Tournant.	Goussard.

SEINE-ET-OISE.

Dourdan.	Chenu.
Etampes.	Poilot.
Houdan.	Post. aux let.
Magny.	Cotil.
Mantes.	Post. aux let.
Rambouillet.	Feuillete.
St-Cloud.	Post. aux let.
St-Germain-en-Laye.	Fournier.
Versailles.	Boudier.
Pontoise.	Brechot.
Arpajon.	Leblanc.
Meulan.	Vignans.

SEINE-INFÉRIEURE.

Caudebec.	Valmont.
Aumale.	Gélé.
Bolbec.	Lacaille fils.
Dieppe.	Lefèvre.
Fecamp.	Degentaya.
Gournay.	Ferrand.
Harfleur.	Post. aux let.
Elbœuf.	Debais.
Havre.	Lemaire.
Neuchâtel-en-Bray.	Loisnel.
Rouen.	Beauclair.
St-Valery-en-Caux.	Vve. Lecœur.
Darnetal.	Leguillez.
Yvetot.	Lécaille père.

SÈVRES (DEUX-).

Melle.	Fontan.
Niort.	Clegel, conf.
Partenay.	Mercier.
Thouars.	Touraine.

SOMME.

Doulens.	Liermans.
Ham.	Laurent, lib.
Valery-sur-Somme.	Martel.
Roye.	Colon.
Amiens.	Cheron.
Abbeville.	Delacroix.
Perronne.	Louvet.
Montidier.	Besse.

TARN.

Gaillac.	Brey.
Lavaur.	Larnabet.
Lisle.	Bournial.
Rabasteins.	Cavalier, nég.
Albi.	Berry.
Castres.	Parayre.

TARN-ET-GARONNE.

Caussade.	Post. aux let.
Moissac.	Feyt.
Montauban.	Martres.
Luc (le).	Votrain aîné.

VAR.

Brignoles.	Brun.
Fréjus.	Post. aux let.
Grasse.	Giraudy.
St-Tropez.	Jausserau, conf.
Toulon.	Méric.
Antibes.	Riouffe.
Draguignan.	Dupré.

VAUCLUSE.

Cavaillon.	Boquette.
Orange.	Robillon.
Avignon.	Moutte.
Apt.	Blase.

VENDÉE.

Bourbon-Vendée.	Biré.
Noirmoutier (île).	Post. aux let.
Sables-d'Olonne.	Leroy.
Fontenay-le-Comte.	Noiret.
Luçon.	Desemis, caf.

VIENNE.

Loudun.	Poirier.
Lusignan.	Post. aux let.
Mirebeau.	*Idem.*
Montmorillon.	Desponges.
Poitiers.	Chandort.
Chatellerault.	SeullyMorteau
Civray.	Branlt Ducud.

VIENNE (HAUTE-).

Belac.	Bricé.
Dorat (le).	Post. aux let.
Limoges.	Malaud.
Rochechouart.	Pindray.
St-Léonard.	Chaplet.

VOSGES.

Epinal.	Bataille.
Neufchâteau.	Lefebvre.
Remiremont.	Laurent.
St-Diez.	Noël.
Mirecourt.	Pommier.

YONNE.

Tonnerre.	Roy.
St-Florentin.	Smetana.
Auxerre.	Frémy.
Joigny.	Courtois.
Avallon.	Bouchardet.
Joinville.	Post. aux let.
Pont-sur-Goure.	*Idem.*
St-Fargeau.	Précy.
Sens.	Gaudichon.

DÉPOTS A L'ÉTRANGER.

Alep.	Turquie.	L. Monilari.
Alexandrie.	Egypte.	Escalon.
Amsterdam.	Hollande.	Massignac.
Anvers.	Idem.	Vandevelve.
Bahia.	Brésil.	Loup.
Baltimore.	Etats-Unis.	Ducatel.
Berne.	Suisse.	Rothen.
Buénos-Ayres.	Amérique-Mérid.	Guérin f. Séry et Buhot
Bruxelles.	Belgique.	Descordes-Gautier, rue de la Régence.
Calcutta.	Bengale.	Coquerelle.
Cayenne.	Amérique-Mérid.	Dugrez.
Chambéry.	Piémont.	Bellemin.
Chaux-de-Fonds.	Suisse.	Vielle.
Constantinople.	Turquie.	Ed. Oltoni.
Courtray.	Belgique.	Vander Espt.
Fernambouc.	Amérique-Mérid.	Naudin.
Florence.	Toscane.	L'Etendart de le Voye.
Francfort.	Allemagne.	Kraus, porte Ste-Catherine.
Gand.	Belgique.	Hellebaut, courte rue de la Monnaie.
Gênes.	Piémont.	Yves Gravier.
Genève.	Suisse.	Peschier.
Gibraltar.	Espagne.	Lagrave et Lapoulide.
Goes.	Zélande, Belgique.	Lecointre.
La Madelaine.	Ile.	Ange Viggiani.
Larnica.	Chypre.	Callimery.
Liége.	Belgique.	Lafontaine.
Lisbonne.	Portugal.	Paul Martin.
Londres.	Angleterre.	Mauduit, Regent street, 6.
Malte.	Ile de.	Eynaud.
Mexico.	Amérique-Sept.	Rosa.
Milan.	Italie.	Ubicini.
Mons.	Belgique.	Mathieu.
Monte-Video.	Amérique-Mérid.	Don Gracia de Zuniga.
Naples.	Royaume.	Guillaume.
Neufchâtel.	Suisse.	Aug. Borel.
Nice.	Piémont.	Roux.
Nouvelle-Orléans.	Etats-Unis.	Dufilho.
Ostende.	Belgique.	Gruytters.
Palerme.	Sicile.	Romégas.
Plaisance.	Duché de Parme.	Guitan Delmino.

Pointe-à-Pitre.	Guadeloupe.	Rosier et compagnie.
Port-au-Prince.	Rép. d'Haïti.	Manière.
Port de None.	Italie.	A. Sirosoppi.
Port Louis.	Ile-de-France.	Delisse.
Idem.	Idem.	Letellier et compagnie.
Rio-Janeiro.	Brésil.	Plancher.
Rome.	Italie.	Laur. Jacquet.
Saint-Denis.	Ile-Bourbon.	Le Pivain.
Idem.	Idem.	Loupy et Toulorge.
Saint-Louis.	Sénégal.	Vve. Benis et fils.
St-Pierre.	Martinique.	Morin.
St-Pierre.	Idem.	Vignerte et Barbot.
Smyrne.	Grèce.	Bonhomme.
Santiago de Cuba.	Amérique-Mérid.	Sallier.
Tinganrog.	Crimée.	Crespin.
Tournay.	Belgique.	Carette.
Turin.	Piémont.	Billot.
Varsovie.	Pologne.	Aumont.
Verviers.	Belgique.	Adolphy.
Vittoria.	Espagne.	Echagaretta.
Ypres.	Belgique.	Lewulf.
Zurich.	Suisse.	Jean Gaspard.

Nota. MM. les dépositaires sont priés de faire insérer dans les journaux et feuilles d'annonces, qu'ils possèdent le dépôt. Tous frais sont à la charge de l'auteur.

LYON. — IMPRIMERIE DE CHARVIN.

TABLE.

Consultations tous les jours, de neuf heures du matin jusqu'à trois de l'après-midi, rue St-Lazare, n° 130, Chaussée-d'Antin.

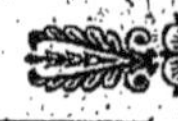

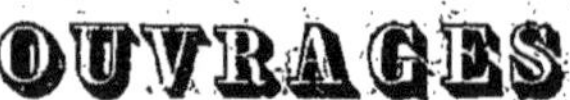

OUVRAGES

PUBLIÉS

par

Le Docteur Lusardi.

1° TRAITÉ de l'Altération du Cristallin et de ses annexes.

2° Sur la Cataracte noire et la manière de la distinguer de la Goutte sereine.

3° MÉMOIRE sur le Fongus hémathode et médulaire du globe de l'œil.

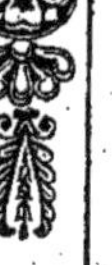

4° ESSAI PHYSIOLOGIQUE sur l'Iris, la Rétine et les Nerfs de l'OEil.

5° MÉMOIRE sur la Pupille artificielle, *avec 3 planches représentant un instrument pour cette opération, inventé par* M. LUSARDI.

6° De l'Ophtalmie contagieuse ou Egyptienne, *qui a régné et qui règne encore dans les armées étrangères, surtout dans les Pays-Bas.*

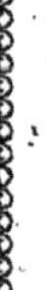

7° MÉMOIRE sur la Cataracte congéniale, suivi d'expériences physiologiques et métaphysiques sur les aveugles-nés, opérés avec succès.

8° Hygiène oculaire.

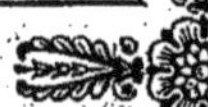

Imprimerie de Charvin.

www.ingramcontent.com/pod-product-compliance
Ingram Content Group UK Ltd.
Pitfield, Milton Keynes, MK11 3LW, UK
UKHW020341220726
13923UKWH00004B/1514